JN124706

［簡明］
中医外用治療

楊 達／楊 暁波＝編著

External therapy of traditional Chinese medicine

東洋学術出版社

まえがき

　中医学は薬草や鉱物などを用いた自然な方法で疾病を治してきました。その治療の手法には，外用・内服・推拿・養生などがありますが，現在は，内服が最も普及しているものと思われます。しかし，歴史的にみると最も古い治療法は外用です。

　人類が洞窟で生活していた時代では，過酷な自然のなかで，時には獣に噛まれたり，災害に遭ったりしてケガや病気になったことが想像されます。そんな時には医学とはいえない，素朴な治療法が使われたことでしょう。そのなかで，植物・鉱物・動物といった素材を使って傷を塞いで治そうとする行為は最初の外用治療であったと考えられます。

　また，現在，外用療法というと皮膚病の分野での使用を思い描くことが多いでしょう。しかし，実はさまざまな疾病に使われており，応用範囲が広く実用性の高い治療法なのです。疾患の種類によって，内服を中心に外用治療は補助として行う場合と，外用治療をメインとして内服は補助として行う場合があります。皮膚病や関節痛などは患部が体表にあり，治療効果も早く認めることができることから，外用治療の方法がよく利用されます。

　しかし，中医学の歴史において，多彩な外用技法や数え切れないほどの外用処方がありながら，これらは歴代の医書に散在しており，全体像がなかなか見えにくい状況です。特に，日本では中医学の外用療法に関する書籍は非常に少ないです。それは，外用で用いる生薬を手軽に入手できないことも関係していると思われますが，実は，理論上は水に溶けるエキス剤や錠剤などでも外用として用いることができます。しかし，中医外用治療の理論と手法を詳しく知っていなければ運用することは難しいでしょう。

　本書では中医学の外用治療の基本理論と手技を論じたうえで，実用的な外用処方を一部紹介します。皆さまの臨床の一助になればうれしく存じます。

著者

本書を読むにあたって

1．本書は，おもに中国の中医臨床において用いられている外用治療や医学古典に紹介されている方法を元にまとめた中医外用治療の解説書です。

2．外用治療とは，薬物・道具・手技などを用いた技法によって，体表に直接治療を施すことをいい，薬物の外用・鍼・灸・マッサージ・刮痧・薬浴などの治療手段があります。

3．わが国では，鍼・灸・マッサージなどの外用治療については，鍼灸や推拿関連の書籍を通して学ぶことができますが，特に生薬を用いた外用や薬浴については，体系的に紹介された書籍が少ないのが現状です。

4．しかし現在の中国では，中医病院において生薬を用いた外用治療が日常的に行われており，難治性の皮膚疾患などに対し奏功するケースも少なくありません。一方，わが国では一部の漢方薬局や医院等で中医学や日本漢方の経験や伝承にもとづき自家製の外用薬を製作していることはあるものの，日中の医療制度等の違いから，中国の方法をそのまま行うことが困難なことも多く，中国の原書を取り寄せて学ぶしかありません。

5．また外用に用いられる薬物には，鉱物薬など毒性の強い素材が使用されることがあり，さらに中国においては，日本では使用禁止になっている薬物でも使用されていることがあることにも注意が必要です。本書の第3章「生薬篇」では外用中薬の歴史知識として一部そのような生薬も記載しています。第4章「処方篇」では基本的にそのような毒性の強い処方は収録しません。

6．本書を活用するにあたっては，以下の点に特に注意してください。

　①生薬について，内服の場合と外用の場合とでは効能や効果が異なることがあります。

　②外用単独でも使用できますが，実際には内服と併用する場合が多く，姉妹篇の『［簡明］皮膚疾患の中医治療』（楊達ほか編著，東洋学術出版社刊）を参照してください。

　③外用生薬の分類は内服生薬の分類とは異なることがあります。内服生薬の分類も参照すれば生薬の薬理の理解がさらに深まります。

　④外用する生薬の中には，皮膚に刺激を与えるものがあるため，外用する際には，皮膚の状態を絶えずチェックしながら行いましょう（パッチテストを行う）。かぶれがみられた場合はただちに使用を中止してください。

　⑤本書に記載している外用処方の分量は原処方に基づいており，日本で応用する場合は半量以下からスタートすることもできます。

　⑥外用療法とスキンケアを組み合わせることによって効果を高められることがあります。

　⑦実臨床では，外用生薬と他の外用療法を組み合わせることによって治療効果を上げることが多いです。

　⑧本書に収載された外用療法と処方は外用療法を網羅するものではなく，外用療法および処方のごく一部です。外用療法の方向性を示す例としてご覧ください。

目　次

第5章　外用治療の手技——「法」　87

第6章　その他の外用手技　95

第7章　皮膚病における外用治療の選択――「病」　103

第1章 外用治療概論

1 外用治療とは

　薬物・道具・手技などを用いた技法によって，直接，体表に治療を施すことを外用治療と呼ぶ。

　皮膚は露出している器官であり，皮膚に発生する症状は，目で見え，手で触れることができ，薬を直接付けることができる。また，内臓の働きも経絡やツボなどを通じて体表とつながっているため，体表に技法を施すことによって，患部に限らず，ツボや経絡などを通じて，体の他の不調を改善して治療および養生などの目的を達することができる。したがって，外用治療は皮膚疾患および他の疾患の治療に対して重要な手段であるといえる。

　一般的に，外用治療は次のような特徴をもっている。
- 薬物や道具などを用いて，体表のある部位または皮膚の患部に直接作用させ，治療の目的を果たす方法である。
- よくみられる治療手段として，薬物の外用・鍼・灸・マッサージ・刮痧・薬浴などがある。
- 外用治療の原理は内服治療の原理と同じだと考えられる。
- 内服薬の投与経路とは異なるが，同じ治療目的を果たすことができる。
- 外用の方法でも中医学の整体観・弁証論治にもとづいて行うべきである。
- 外用の方法が最も用いられる疾病は，皮膚病・関節炎・毛髪の疾患などである。

2 外用治療の沿革

　外用治療の歴史的経緯を列記すると以下の通りである。
- 外用治療は内服治療よりもはるかに早い時期に運用された。古代の人びとは過酷な自然のなかでケガをした経験から，植物・鉱物・土などを用いて傷を塞ぐ方法を覚え，これが外用治療の始めとなった。
- 神農が百草を嘗める以前から，砭石や植物などを外用することで病を治すという記録が残されている。
- 殷墟において発掘された甲骨文に「疥」「疕」の文字が記載されているほか，いくつかの病名の記載があった。「鍼」「砭石」など外用に用いる医療道具の名も記載されていた。出土し

た殷と商の青銅器にも「砭石」「鍼石」の記載があった。

- 中国長沙（湖南省）の「馬王堆」3号墓（前漢）から出土した『五十二病方』に103の病名と280の処方が記載されていた（遺失したものもある）。また247種類の薬物（その半分ほどは『神農本草経』にも載っていない）の記載があった。病名は内科・婦人科・外科・五官科・小児科の疾患が含まれ，特に外科疾患が多く，「頤癰」「癰首」「股癰」「骨疽」などの病名があった。「瘙」「疥」などの病気に対する治療方法も列記されていた。さらに『五十二病方』に記載された治療方法に関しては内服より外用技法のほうが多く，湿布・入浴・燻蒸・焼き灸・按摩・角法（吸玉）などさまざまであった。処方についても丸剤・餅・酒・油膏・薬漿・湯剤・散剤などがある。

- 『黄帝内経』において豊富な外用治療の方法が紹介された。『素問』異法方宜論には「東方の地域は，海沿いの魚塩の地で，癰疽を発病し，その治療方法は砭石がよい」。『霊枢』癰疽には「砭石を用いてから，豚膏を塗布する」といった外用の方法が紹介されており，さらに灸・砭石・熨・燻蒸などの外用の方法も記載されている。

- 『周礼』瘍医に「瘍医は腫瘍，潰瘍，金瘍，折瘍の祝薬（外用薬）と劀殺（膿血を削り取る手技と薬）の技を掌握する」といった記載がある。『周礼』には「膏膜」の記載もあり，『周礼』天官篇において「豚膜は豚膏のことである」と解釈されており，これは『黄帝内経』の豚膏とともに，文字で記載された中国最古の外用軟膏であろう。さらに『周礼』には癰疽を治療するときに，五毒を用いて病を攻めるという記載があり，この五毒とは，丹砂・石膽・雄黄・礬石・磁石のことを指す。この5つの鉱物を火で3日間焼き，昇華された粉を取って癰疽を治す。この方法は煉丹術に似ており，近代の中医外科の「昇薬」（粗製酸化水銀のことを指す。水銀，火硝，白礬各等量。火硝，白礬を容器に入れ，加熱し溶かす。冷却後，水銀を加えて容器を密封し，さらに加熱して昇華させる。その方法で得た赤い昇華物と黄色い昇華物〈エキス〉を「昇薬」と呼ぶ。毒性があるが，中医外科では抜毒排膿，祛腐生肌の効果がある）の作り方ともほぼ同じである。

- 漢代の『史記』にいくつかの皮膚・外科の病名および外用薬が記載されている。『後漢書』方技伝において華陀は外科の第一人者として，中薬の麻酔剤の「麻沸散」「神膏」などの処方を用いて外科手術を行ったという記載がある。

- その後の『金匱要略』には黄連粉を用いて浸淫瘡を治療する方法が記載され，『肘後備急方』には泥浴（豚脂に白堊を混ぜ，瘡瘍部に塗布する方法），蠟療の治療法も提案された。

- 南北朝時代に著された中国最初の外科書『劉涓子鬼遺方』に多くの外科病名と処方が記載された。

- 隋の時代，『諸病源候論』に陰下痒瘡（外陰部湿疹），陰瘡（会陰部の瘡瘍），白禿（頭部白癬），鬼舐頭（脱毛），丹毒などの外科病名が記載された。

- 唐の時代になると，外科の専門性が次第に明確になってくる。外科の範囲には現代の五官科（耳鼻咽喉科および眼科）の疾患以外の瘡瘍・腫瘍・外傷・皮膚病・骨折などが含まれていたと考えられる。外用処方も多く記載されており，たとえば，水銀膏・藜芦膏などのほか，さらにクレオソート油の外用も記載されていた。外用剤の内容は単一成分から復方（複数の生薬を組み合わせた処方）になっていった。

- 宋と元の時代は，外科の理論・病証研究・治療技術ともに目覚ましい進歩があり，専門分野となり，『太平聖恵方』（宋・王懐隠）には多くの外用剤の処方および製造方法が記載された。

また，『外科精義』（元・斉徳之）に「漑漬法」（湿布と薬浴の方法）が記載された。

- 明の時代は外科に関する文献が最も多い。特に『外科正宗』（明・陳実功）は前人の外治の知恵をまとめ，外科治療の集大成を成し遂げた。

- 清の時代になると，外科および皮膚病に関する書籍は 100 種以上にのぼるようになった。外用の方薬は数え切れず，剤型だけでも 10 数種類以上あった。

- 近年になって外用治療はさらなる発展がみられている。臨床各科で応用され，薬物の外用以外にも，鍼灸・推拿・刮痧・吸玉・瀉血法などの手技はすばらしい臨床効果をもたらし，さらに，現代薬理・製造技術などを合わせて中医学の外用理論にもとづく新製品も多く現れている。

第2章 外用治療の基礎理論 ──「理」

古代の医療においては，治療理論と薬理は分けることができないほど密接に関連している。医療従事者のほとんどは薬理にも炮製（ほうせい）にも詳しく，臨床において処方を出すだけでなく，自ら製剤まで行って疾病を治した。さらに，内服薬以外に，外用による治療も常に行ってきた。

それゆえ，外用治療の理論は内服治療の弁証理論と共通して用いられるものだと考え，たとえば，清の呉尚先（ごしょうせん）（1806-86）は『理瀹駢文（りやくべんぶん）』において，「外治之理，即内治之理，外治之薬，即内治之薬，所異者法也」（外用治療の法則は，内服治療の法則と同じであり，外用治療の薬も内服の薬と同じであり，異なるのは使用方法だけである）と述べた。

しかし，古代における医療行為はおよそ個人単位で行われたため，伝統的な外用治療の方法（薬剤の製造，物理療法の施術など）も個人によって行われていた。そのため，個々の臨床経験・処方・製剤の方法などはさまざまな医籍に散らばって記されることになった。

近代になって，こうした個別の経験が中医学理論システムによって集約され，陰陽・気血津液・蔵象理論などの指導のもと，外用治療の方法が大きく進展を遂げた。

1 外用治療における陰陽五行学説

陰陽五行学説は中国の古代哲学であり，中医学には欠かせない身体のバランス理論である。陰陽学説では，陰陽の対立と統一・消長と転化の法則にもとづいて，身体の構造・機能などすべての要素を陰陽に分類する。それによって身体は一つの有機体として協調した動態的バランス状態を保って健康を維持する。そのバランスを失えば病気が発生する。

1 外用治療における陰陽学説

1）陰陽学説の概要

陰陽学説は中医学理論体系の各方面に浸透しており，体の構造・生理機能・疾病の発生進展の法則を説明すると同時に，診断と治療にまで及ぶものである。

正常な生命活動では，陰陽は対立しながら，協調し合う関係を保っていると考えられる。もし陰陽が相対的なバランスを失えば，陰陽いずれかに偏りが生じる。これには，陽の偏盛・陰の偏盛・陽の偏衰・陰の偏衰がある。偏とはかたよる，盛とは邪気の勢いが強い，衰とは正気が衰えているという意味であり，偏盛あるいは偏衰した結果を指す。疾病の発生・進展は，体の抗病機能（正気）と致病素因（邪気）の状態によりさまざまに変化する。

　したがって，いかなる病証でも，たとえその臨床表現が錯綜・複雑化していても，すべて「陰証」と「陽証」を用いて説明することができる。陰陽は表裏・寒熱・虚実を統括しており，表・熱・実は陽に属し，裏・寒・虚は陰に属する。

表1　陰陽における症候・徴候の比較

分類	疾病の性質	望診	聞診	問診	切診
陽	表証，実証，熱証	顔色が鮮やか，紅斑，膿疱など	よく喋る，声が大きい，興奮	熱がり，冷たいものを欲しがる	浮，数，弦，洪大，実脈
陰	裏証，虚証，寒証	顔色に艶がなく暗い，毛髪がカサカサ，脱毛	あまり喋らない，声が弱々しい，あまり動かない	冷え，温かいものを欲しがる	沈，遅，渋，細，虚

　そのため，治療においては陰陽の偏りを整えて補偏救弊し，「陰平陽秘」を促して，陰陽の相対的なバランスを回復することが治療の基本原則となる。外用治療においてもこの原則に従わなければならない。

2）外用治療における陰陽学説の応用

　陰陽バランスの失調によって病気が生じるのだとすれば，治療は，常に陰陽の過不足を調整し，平衡状態に戻すことを目的にしたものでなければならない。健康な状態とは陰陽の偏り，つまり過不足がなく体のすべての場所の陰陽が平衡状態にあることを指す。この状態を「平」といい，「平」にすることが治療の原則である。
　そのため外用治療においても，まず，その病が陰証か陽証かいずれの属性にあたるのかを明らかにする必要がある。陰証と陽証の属性を判断するポイントは次の通りである。

表2　陰証と陽証の特徴

観察するところ	陽証	陰証
発症の緩急と病程の長さ	急に発症，病程が短い	慢性的に発症，病程が長い
病位の深さ	浅い	深い
発疹の色	赤い，バラ色	皮膚色，暗紅色，白い
皮膚の温度	灼熱，高い	高くない
腫れの度合いと範囲	強い腫れ，限局的	瀰漫性，腫れが目立たない
痛みの強さ	痛みが強い	鈍痛，痛みは強くない
膿液の状態	ネバネバ，臭い	サラサラ，臭くない

　要するに，陽証は表・実・熱，陰証は裏・虚・寒である。
　外用治療による陰陽の調整には，「有余を瀉す」と「不足を補う」という2つの法則がある。
　有余とは余分なものという意味であり，体にとって余分な邪気を排除することを目的とする。これは体にとって不必要なもので，瀉法という技法を用いて体外へ排出する。
　不足とは体に備わる正気（生命力・抗病力）が不足した状態を指す。これには補法という技

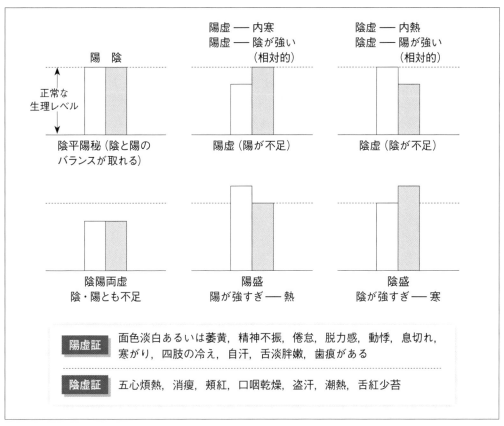

図1　陰証と陽証の概念図

法を用いて正気を補ってやる。

　つまり余分な邪気を排出し，不足している正気を補って陰陽や気血のバランスを回復させることが原則であり，これを陰陽の調整という。

　たとえば，もし陽熱が盛んである場合は余りの陽熱を除くべきであり，「熱者寒之」（熱はこれを寒す）の方法を使う。もし陰寒が盛んである場合は余りの陰を除くべきであり，「寒者熱之」（寒はこれを熱す）の方法を使う。要するに陰陽を再び相対的なバランスが取れた状態に回復させるという治療原則である。疾病を治療する際は，病状の陰陽偏盛・偏衰の状況にもとづいて薬物の陰陽属性と効能を考慮し，適応する薬物を選び，アンバランスな状態を是正しなければならない。

　外用時，生薬や処方を使った薬物治療においても，鍼灸・推拿など物理療法を用いる場合においても，疾病の陰陽属性と治療手技の陰陽属性とを把握し，正確に行わなければならない。

2 外用治療における五行学説

1）五行学説の概要

　五行学説は中国の古代哲学の理論であり，世の中のあらゆる事物を木，火，土，金，水の5つの性質でまとめたものである。五行の間には互いに助け合う（相生）ことと，互いに制約し

合う（相克）関係があり，これによって釣り合いがとれている。さらに，五行学説は人体の五臓とも相応しており体内の複雑なバランスを説明する際にも用いられる。

（1）五行の特性

五行	性質と特徴
木	木の性質は弾力性があり，上へ外へとのびのびと成長していく（昇発・曲直）。このような性質を持つものは「木」行に分類する。
火	火は熱く燃え上がる性質がある。温熱・上行・炎上の特性を持つものを「火」行に分類する。
土	人は土に種を蒔き，作物を収穫するという稼穡の特性を持つ。転じて繁栄，吸収消化，あらゆるものを受け入れ生成変化する性質のあるものを「土」行に分類する。
金	金には粛殺という意味があり，転じて厳粛・下降・清潔・収斂などの性質のあるものを「金」行に分類する。
水	水は冷たく上から下へ流れ，大地を潤す。このような寒涼・潤下・向下の性質のあるものを「水」行に分類する。

（2）事物の属性に対する五行分類

　五行学説では，五行の特性を利用して自然界の事物の属性を分類し，類似している行に帰属させている。

表3　五行分類

五味	五色	五化	五気	五方	五季	五行	五臓	六腑	五官	形体	情志
酸	青	生	風	東	春	木	肝	胆	目	筋	怒
苦	赤	長	暑	南	夏	火	心	小腸	舌	脈	喜
甘	黄	化	湿	中	長夏	土	脾	胃	口	肉	思
辛	白	収	燥	西	秋	金	肺	大腸	鼻	皮毛	悲
鹹（塩辛い）	黒	蔵	寒	北	冬	水	腎	膀胱	耳	骨	恐

　このように，自然界のさまざまな事物と人体の各臓腑・組織は，木・火・土・金・水の五行のいずれかに帰属し，同一の行に属する事物は深い関連性を持つと考えられることから，五行学説は人と自然界の統一性を持った理論だといえる。

2）外用治療における五行学説の運用

　五臓は表裏関係と経絡によって，他の四臓・皮膚・四肢・五官などとつながって一体化されている。生理機能も病理変化も，この五行の生・克・乗・侮によってコントロールされている。
　臨床では五行学説を利用して臓腑間の病理的な相互の影響を説明する。1つの臓の病が他の臓へ伝わることを「伝変」というが，四診により得られた情報を，相生相克・相乗相侮の変化法則にもとづいて検討することで病状が変化する傾向を推察することができる。

外用治療を行う際には，病んでいる臓腑を適切に治療するだけでなく，この五行学説の理論に熟知して，各臓腑間の相互関係を調整し，疾病が進展する傾向を予測し，疾病の伝変を予防あるいは制御することが大切である。

また，五行学説にもとづいて五臓を調節する外用剤を用いて，経絡・ツボ・マッサージなどを活用した手法と連携し，疾病を治療する方法も多くみられる。

五行の生克・制化により五臓の相互関係を検討する場合も，五臓の陰陽の協調した平衡関係を重視することが必要であり，臓腑の生理機能・病理変化を診る場合は，陰陽と五行学説を総合的に活用することが求められる。

2 外用治療における気血津液理論

気・血・津液は臓腑器官の機能活動に栄養を提供する基礎物質であり，同時に臓腑機能の活動によって気・血・津液を化生する。

1 気血津液の生理

1）気

気には，推動作用・温煦作用（おんく）・防御作用・気化作用・固摂作用（こせつ）などがある。

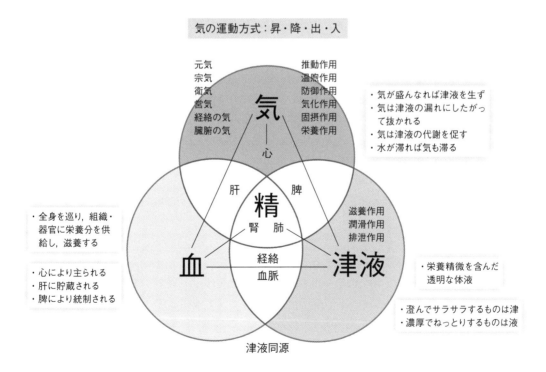

図2　気・血・津液・精の相互関係

- **推動作用**：体の生長・発育，血と津液の巡り，各臓腑・組織の生理活動などはすべて気によって推動されている。
- **温煦作用**：体を温め，正常な体温を維持する。
- **防御作用**：肌表を保護し，外邪の侵入を防ぎ，また外邪がすでに体に侵入してしまった場合，気はこの病邪と闘って外へと追い出し，傷口を修復し，健康を回復させるようにはたらく。
- **気化作用**：新陳代謝によって精・気・津・血を化生する。
- **固摂作用**：体液が漏出するのを防ぐ作用で，血液が脈管の外に溢れないように制御したり，汗や尿の排出をコントロールしたりする。

2）血

　血は脈管の中を循行して全身を休みなく循環し，各臓腑・組織，器官の需要にこたえている。
　血は心により主られ，心気の推動作用が血液を循環させる原動力となっている。血は肝に蔵され，肝の疏泄作用によって流れる血の量が調節されている。脾気の統摂作用によって脈管中を循行し，体の臓腑・組織・器官を濡養しており，血は体にとって不可欠な栄養物質である。

3）津液

　津液とは体内における各種の正常な水液の総称であり，水穀の精微から生まれたものである。津液の巡りおよび排泄は，三焦を通路とし，脾の転輸作用，肺の宣散・粛降作用，腎の気化作用などを通じて行われている。
　体表に散布された津液は，皮毛や肌膚を滋潤し，体内にある津液は臓腑を滋養している。また孔竅に入る津液（涙・涕・唾液など）は眼・鼻・口などの孔竅を滋潤し，関節に入る津液は関節の動きを滑らかにしている。さらに骨髄に入る津液は骨髄と脳髄を滋潤している。

4）気血津液の関連性

　気は陽に属し，血と津液は陰に属すると考えられている。
　気の作用が低下あるいは滞ると，血の生成が悪くなり，血虚となる。もしくは血の巡りも悪くなり，血瘀となる。また津液の巡りに影響を及ぼし，痰飲となったり，水腫となったりする。一方，水液の滞りや痰飲は，気の巡りを妨げる原因ともなる。
　また津液も血も液体であり，ともに栄養・滋潤が主な作用である。
　病理においては繰り返し出血すると津液も損傷する。津液がひどく損傷された場合は血に影響し，津枯血燥の状態が現れる。血と津液が過度に損失すると，気を損傷することになる。

5）気血津液と皮膚

　気血津液は皮膚の基礎栄養物質である。
　気には推動作用・温煦作用・防衛作用・固摂作用・気化作用があり，気は皮膚の新陳代謝のエネルギーである。皮膚を温煦し，皮膚の再生能力・バリア機能とターンオーバーの恒常性を保ち，皮膚の艶・弾力・張りに寄与する。
　血には栄養作用・滋潤作用があり，精神活動の物質基礎にもなっている。皮膚に栄養分を提供する成分として全身を巡っており，微小循環を通じて皮膚に栄養を与えている。また皮膚感覚を維持し，老廃物を排泄する。皮膚の血色・弾力・艶に寄与する。毛髪の太さや艶を維持す

る。爪の色と光沢，硬さを維持する。

　津液とは栄養分がたっぷり含まれる体液のことで，血の物質基礎の１つでもある。保湿能力の成分として皮膚の潤い・艶・張り・滑らかさを保持する。組織の形を維持し，代謝環境を保つ作用がある。

2　外用治療における気血津液学説の応用

　気虚になると推動作用が低下し，生長・発育が遅れ，臓腑・経脈の機能の減退，血行の停滞，水液の停留，感染症を繰り返し発症するなどさまざまな病変が現れる。気の温煦作用が低下すると，冷えなどが現れる。また，気虚であれば，生化機能が低下し，瘡瘍が治りにくくなり，潰瘍面もなかなか回復しないなどがみられる。

　気の運行に滞りが生じたり，乱れて逆行したりすると，肝気鬱結・肝気横逆・脾気下陥・肺失宣降・腎不納気など，気の巡りの失調によって起こる病証がみられるようになる。なお，気鬱によって化熱することがあり，この場合は皮膚に発疹を引き起こす。

　血が不足すると，顔色が㿠白または萎黄，めまい・動悸・皮膚の乾燥・鱗屑などといった血虚の症状がみられる。血が滞ると，しこり・痛み・シミ・舌下静脈の怒張・舌の瘀斑・皮膚の苔癬化・結節など血瘀の症状がみられる。血の中に熱が籠っていると，皮膚に赤い発疹が認められる。血寒になると，冷え・レイノー現象（寒冷刺激や緊張したとき指先に蒼白，紫，赤の色調変化がみられる現象）など血熱の症状がみられる。

　津液が不足すると，口渇・便秘・尿が少ない・ドライマウス・乾燥肌・鱗屑などといった乾燥症状が現れる。

　津液が過剰に溜まると，水湿・痰湿・痰飲と呼ばれ，むくみ・滲出・湿疹・消化不良・肥満などの症状が現れる。

　外邪および内傷によって気血津液が局部に凝滞する場合は，皮膚に相応する発疹がみられる。特に病気が慢性化していくと，気血津液の流れが阻害もしくは消耗されることが多く，外用治療を行う際に，祛邪など病因を除去する方法を用いる以外に，気血津液を補い，気血津液の流れを正常化していけば，症状が緩和されることが多い。

　臨床では，鍼灸・マッサージ・薬浴・足湯などの手法を利用して，経絡を刺激し，気・血・津液の巡りをよくする方法がよく利用される。また，ツボに補気剤の外用剤を貼り付けて気血津液の働きを強化する方法もよくみられる。患部に軟膏・シップ剤を貼り付け，局部の気血の巡りを改善し，痛み・痒みを緩和する方法もよく用いられる。

3　外用治療と蔵象学説

1　臓腑と皮膚

　蔵象学説は解剖の概念ではなく，中医学における生理・病理の概念である。患者の生理現象・病理症状を通じて，各臓腑の生理機能や病理変化を説明する理論である。

　皮膚は内臓の鏡といわれるように，内臓の変化は皮膚の状態を左右する。

　心の機能が正常であれば，血脈の巡りは順調であり，精神も安定し，皮膚への栄養が豊かで，血色・艶がよくなる。

　気を主る肺の機能が強くなるほど，皮膚のバリア機能は丈夫になり，毛に艶がでる。さらに肺の宣発・粛降の機能によって，津液を全身に巡らせて皮膚の保湿機能を支えている。これによって弾力も維持される。

　これら心と肺の機能を正常に保つことによって，気血の機能の健全性を保つことが可能になり，このことは「気と血が調和すれば，美色になる」と『黄帝内経』に記載されている。

　脾胃は後天の本で，昇降出入の中枢作用も担っている。運化機能によって気血津液がつくられ，全身を養っており，筋肉を主り，気を主る肺の機能と調和しながら，皮膚のバリア機能と保湿機能，皮膚の潤い・滑らかさ・張りが保持される。

　肝の疏泄機能と蔵血機能は気血の調和と密接に関連しており，肝気が正常に疏泄できれば，気機の昇降出入は正常となり，各臓腑の機能活動がうまく調和できる。そのため腠理への気血津液の循環がよくなり，皮膚のバリア機能が正常に維持される。

　腎は生長と老化に深くかかわっていることがよく知られているが，特に男女の（男）八・（女）七周期理論は歴史上，中医学の老化理論に大きな影響を与えた。その表現として，皮膚や皮毛の変化についても詳細に記載されている。

2 外用治療における蔵象学説の応用

　心火上炎によって，瘙痒症・ビダール苔癬・結節性痒疹などの神経性皮膚疾患に罹りやすいといわれる。心血虚では，血虚風燥の皮膚瘙痒症を引き起こすことがある。

　脾の運化機能が乱れると，内湿が生じることによって水疱症・湿疹・脂漏性皮膚炎などに，統血機能が低下すると紫斑病などに罹りやすいといわれる。

　肺に熱がこもると，ニキビ・酒渣・日光疹などを発症しやすいといわれる。

　肝気鬱滞と肝火上炎によって，湿疹・結節性痒疹・帯状疱疹などを発症しやすいといわれ，紫斑病・色素性皮膚疾患も発症しやすいといわれている。

　腎虚は，遺伝性皮膚疾患や膠原病と密接な関係が認められる。また，慢性皮膚疾患は腎虚と関連するとともに，腎虚を引き起こしやすいといわれている。さらに，腎虚がある場合は皮膚の老化も加速し，皺やシミの症状が現れやすい。腎陽虚であれば，寒凝気滞を生じ，皮膚に紫斑やレイノー現象を引き起こすことがある。

　このような皮膚のトラブルが認められた際に，内服以外に，外用の方法を用いて内臓の機能を改善していけば，皮膚症状の緩和につながっていくと思われる。たとえば，補腎活血薬を用いて温湿布あるいは薬浴を行えば，レイノー現象の改善につながる。また，健脾補気養血薬を外用すると，皮膚への潤いが増してバリア機能が強化される。疏肝益腎薬を配合した美顔の外用処方も多くつくられている。

4　外用治療と経絡

1　経絡と皮膚

　経絡とは，経脈と絡脈の総称である。経脈は，体を上下に流れる縦の幹線である。経脈には十二経脈があり，その他に奇経八脈・十二経別・十二経筋・十二皮部が含まれる。絡脈は経脈の分枝であり，比較的細く小さく，全身に網の目のように縦横に分布している。絡脈には十五絡（十二経脈にそれぞれ 1 本ずつある絡脈に，任脈絡・督脈絡・脾の大絡を加えたもの）のほかに，浮絡と孫絡がある。経絡には気血が流れており，臓腑と四肢・関節・皮膚とを連絡し，体の上下・内外を貫いて体内のすべての機能を調節している。

　特に体表の特定の場所（ツボ）に与えた刺激を，経絡を通じて体内に伝えることができる。皮膚病のトラブルが発生したときも，皮膚病を治療するときも，この経絡の流れがかかわっていることが知られている。

　経絡系統は，臓腑器官から四肢百骸に至るまで，全身至るところに分布している。それらが互いに連絡しあって気血の運行が行われることにより，全身の器官・組織間のバランスを保つことができる。

2　外用治療における経絡の働き

　外邪が体内に侵入すると，経気が失調し，病邪は経絡を通じて表から裏に，または浅い部位から深部に伝変する。『素問』皮部論には「是れ故に百病の始めて生じるや，必ず先ず皮毛に於いてす。邪これに中れば則ち腠理開き，開けば則ち入りて絡脈に客す。留りて去らざれば伝わりて経に入る。留まりて去らざれば伝わりて府に入る」と記されている。これは，外邪が皮毛腠理から経絡を通って臓腑へと伝えられる経過を述べたものである。

　臓腑は経絡によって連絡しているため，ある臓に病があると，経絡を通じて他の臓に移ることがある。『金匱要略』に「肝の病を見れば，肝は脾に伝わるを知り，当にまず脾を実すべし」（臓腑経絡先後病脈証第一）という記載がある。

　また経絡—臓腑，経絡—身体各部の間には特定の関係がある。何らかの原因によって疾病が生じると，その疾病と関係する経脈の循行に沿って病邪が臓腑に伝変すると同時に，それと関連のある部位上にさまざまな症状が現れやすい。たとえば，肝経の湿熱があるときには湿疹や帯状疱疹が出やすく，脇腹の張りや少腹の張りが現れやすい。また肺に熱があるときはニキビが認められる。

　治療に際しては経絡に鍼もしくは灸によって刺激を伝導し，臓腑の虚実を調整する。鍼灸治療によって，気血の調整・扶正祛邪・臓腑の虚実を調整する作用がおこり，これにより陰陽のバランスが回復すれば，治療の目的を達することができる。

　外用薬を用いた治療において最も重要なことは中薬の帰経作用である。帰経とは，薬物投与により特定の経絡に生じる選択的作用のことである。中薬の帰経の考え方は臓腑経絡学説を前提としている。古代の医療では長期にわたる臨床実践を通じて，臓腑や経絡に対する薬物の特

殊な選択的治療作用を発見した。たとえば，桔梗と杏仁は喘咳を治療する薬物であるが，ともに肺経に帰経する。朱砂には安神の作用があり心経に帰経する。また引経薬はそれぞれの経に作用すると同時に，他の薬物を該当する経に誘導し，その治療作用を発揮させることができる。

　外用薬もしくは外用方剤を用いて経絡とツボを刺激することにより，臓腑気血の機能を調整し，疾病を治療する。治療に用いる経穴は，弁証により導かれた経脈から選穴される。「経脈が通る所，主治が及ぶ」という道理にもとづいて循経取穴を行い，臓腑・経絡の機能の調整をはかる。

5　外用治療における弁証の特徴

　清代の外治大師である呉尚先（ごしょうせん）（1806-86）は『理瀹駢文（りやくべんぶん）』において「外治之理，即内治之理，外治之薬，即内治之薬，所異者法耳」（外用治療の法則は，内服治療の法則と同じであり，外用治療の薬も内服の薬と同じであり，異なるのは使用方法だけである）と述べ，中医外用治療の神髄を表している。この考えの通り，外用治療は病因病機・弁証・処方などにおいて内服治療と違いはなく，異なるのは投薬の方法だけである。

　呉尚先は外用治療に際して，「まず弁証し，次は論治，その次は投薬となる」「弁証には5つあり，まず陰陽を判別し，次は五行・四時を察し，三つは病機を求め，四つは病状を把握し，五つは病型を弁証する」と言っている。これらは外用治療を行う際の基本原則となる。

1　体全体の弁証と局部の弁証の両方からアプローチする

　整体観から弁証論治を行うことは中医外用治療の基本原則である。皮膚病を治療する際には，四診合参，外用薬の性味帰経と効能，主治（適応症）をよく把握して，中医学の病機を全面的に理解したうえで，弁証論治を行うべきである。さらに，発疹の特徴と発病部位を合わせながら，正しく外用剤の剤型と投与する濃度を選ばなくてはならない。また，治療中の変化を随時チェックすることも重要である。

　正確な弁証が治療効果を高める保証となることは，外用治療の弁証においても同様である。皮膚病の弁証において特徴的な点は，全体的な弁証以外に，局部の症状に対する弁証を重視することがあげられる。特に外用治療を行う際は，前述した八綱弁証・気血津液弁証・臓腑弁証などの弁証以外に，局部の腫れ・痛み・痒み・糜爛・潰瘍・紅斑・水疱・結節・膨疹など局部の皮膚症状の弁証が特に重視される。皮膚病の発病に大きく影響する体内の気血津液の過不足・臓腑機能の乱れだけでなく，局部における邪気と正気の闘争の度合いもしっかりと観察することが非常に重要である。整体の弁証と局部の弁証を合わせれば，より正確に外用治療法を選択することができる。

2　病因弁証では六淫とストレスの影響を重視

　皮膚病の発症および増悪には，六淫邪気・虫毒・特定の邪毒・情志の失調・飲食不節などの

影響が多くかかわり，病因の違いによって臨床症状も異なり，そのため外用の治則も異なる。

皮膚病の発症には熱毒とストレスの影響が大きいと考えられている。熱毒は皮膚病において最もよくみられる邪毒・紅斑・腫れ・膿疱などの症状を引き起こす主な原因である。証型は実熱型であることが多い。したがって，外用剤には黄柏・金銀花・蒲公英・牡丹皮などの清熱解毒薬が多用される。方剤としては黄連解毒湯・五味消毒飲などがしばしば外用剤として用いられる。その時には気熱・血熱・湿熱のいずれであるかを区別する必要がある。気熱を取る石膏・知母，また，紅斑の赤みが強いほど血熱も強いと考えられており，生地黄・牡丹皮・紫根などがよく用いられる。滲出が強ければ湿熱が強いと考えられており，苦参・地膚子・馬歯莧・茵蔯蒿などがよく用いられる。

ストレス（情志不調）は気滞を招き，気滞はよく化熱するため，皮膚疾患の再発と増悪の素因となる。また，血行にも影響し血瘀・痰凝なども認められる。特に慢性瘙痒性皮膚疾患には重鎮安神・芳香解鬱の生薬を使って養心安神してリラックスさせる方法がしばしば用いられる。

経絡弁証によって外用薬を選択する場合は，経絡の走行部位や関連臓腑も考慮し，帰経薬もしくは引経薬を配合すれば，よりよい効果が得られる。たとえば，上半身の発疹の場合は金銀花・桔梗・連翹などを加え，下半身の発疹の場合は黄柏・蒼朮・牛膝などがよく選ばれる。脇腹脹の発疹は肝胆経と関連があり，柴胡・鬱金・茵蔯蒿・香附子などを加えたほうがよいと考えられている。

3 弁証と弁病を合わせる

中医皮膚病学が構築されたのは最近のことで，テキストを見てみると，西洋医学の病名が多く使われている。そのため，中医学の全体観を持ちながら，西洋医学の皮膚病の疾患別の特徴も掴んで外用治療を行えば，より高い効果が得られる。たとえば，繰り返し発生する感染性皮膚病には全体観にもとづいた弁証で扶正の薬を用いる以外に，清熱解毒薬を加えると効果が高められる。真菌性疾患にはさらに殺虫止痒薬を加えることによってより速く効果がみられる。

現代医学の診断および病理機序・治療方法を理解し，中医学の弁証論治と合わせれば外用治療の効果が高められる。また，現代医学の外用剤に関する研究成果を取り入れれば，中医学の古典的な方法も新しい使用法として発展させることができる。たとえば，現代薬学における皮膚バリアおよび経皮吸収の研究成果を活かせば，より安全かつ有効な中薬の外用剤の剤型や新しい使用方法の開発に大きなヒントとなる。中薬の経皮吸収に関する現代研究は中医学の一大テーマになっている。

4 経絡弁証は治療効果を高める一助になる

外邪が皮膚を侵すときは，外邪は経絡を通じて外から内へと入ってくる。また，臓腑機能の乱れがあれば，同じく経絡を通じて体表に影響が現れる。したがって，体表の疾患や症状をみれば，いずれの臓腑が病んでいるかを推測できる。さらに，経絡の走行によって病気の転化する傾向も予測でき，特定の中薬には異なる経絡へ特異的に作用する「引経」の働きもあるので，その経絡に親和性のある中薬を選択すればより効果的である。たとえば，肝胆経の部位の発疹には疏肝理気・活血通絡の香附子・鬱金・夏枯草・竜胆草などがよく選ばれる。

5 内服・外用治療を組み合わせる

皮膚病は外見上の症状ははっきりしているが，病因からみれば臓腑機能の乱れと関連していることが多く，臨床治療にあたっては内服と外用の連携がよく行われる。

また，古くから皮膚病の治療では外用の方法が常用された。徐大椿（1693-1771）は『医学源流論』において「外科の症には，外治を最も重視する」と記した。しかし，慢性皮膚疾患の多くは気血津液の不足もしくは臓腑機能の乱れが再発と悪化の素因となっているため，中薬を内服することによって気血津液の不足を補い，もしくは臓腑機能の乱れを立て直すことで外用治療の効果も高められる。外用治療に内服治療を組み合わせることは疾患の改善・再発防止などには重要である。

6 疾病によって適切な外用方法を選択する

外用の手法は多種多様であり，邪気の性質・病気の段階・発症の部位・発疹の種類と分布の特徴・患者の生活環境などといった素因を考慮しながら，適切な外用の手法を選ぶべきである。

たとえば，『外科精義』に「夫瘡腫之生於外者，由熱毒之気薀結于内也。蓋腫於外，有生頭者，有漫腫者，有皮厚者，有皮薄者，有毒気深者，有毒気浅者，有宜用温薬貼熁者，有宜用涼薬貼熁者，有可以乾換其薬者，有可以湿換其薬者，深浅不同，用薬亦異，是以不可不辨也」（貼熁法）（体の表面に瘡瘍や腫れが認められれば，体内に火熱や毒邪が薀結していることがわかる。体の表面の腫れの中には，有頭疽もあれば，瀰漫性の腫れもある。皮が厚い場合があれば，薄い場合もある。毒邪が深い場合があれば，浅い場合もある。温薬を貼り付けるのに適している場合があれば，寒薬を貼り付けるのに適している場合もある。乾いた薬粉を用いる場合があれば，湿潤な薬を用いる場合もある。深浅が異なれば，使用する薬も異なるので，きちんと弁別しなければならない）とある。

第3章 外用に用いる薬物 ——「薬」

1 外用薬の基本となる性質

ポイント	弁証論治と生薬の薬理にもとづいて適切な外用薬を選ぶこと

「外治の理は，内治の理と同じ」という大原則がある。つまり外用で用いる生薬の多くは内服で用いる生薬と同じである。外用薬においても各生薬の性味・帰経，昇降沈浮を重視する。

しかし，内服しないため，植物生薬だけでなく鉱物薬も多く使われる。これには，毒性がある，もしくは毒性が強い素材も含まれる。中国においては現代になっても，日本では使用禁止のものでもなお使われている。本書の生薬篇では外用中薬の歴史の知識として一部を記載するが，次の処方篇にはそのような毒性の強い処方は収録しない。

1 薬性

薬性とは，薬物の寒・熱・温・涼・平の性質のことを指す。

温・熱と寒・涼は相反する性質を持つ薬物である。温める力が最も強いのが熱性で，次が温性である。冷やす力が最も強いのが寒性で，次が涼性である。臨床においては，『神農本草』の「寒を療するには熱薬を以てし，熱を療するには寒薬を以てす」（熱薬を用いて寒証を治し，寒薬を用いて熱証を治す）の原則をもとづいて，熱証に対しては寒・涼薬を選び，寒証に対しては温・熱薬を選ぶべきである。

皮膚病の炎症性疾患の多くは熱証であると考えられるため，寒・涼薬がよく使われる。たとえば，ニキビに使われる金銀花・蒲公英・山梔子・黄柏，紅斑・紫斑に使われる牡丹皮・赤芍薬・紫根など。しかし，青紫色の肢体の冷え・痛みなどには温熱薬もよく使われる。たとえば，附子・桂枝・陳皮など。

平性とは寒・熱のどちらにはあまり傾いていない薬物のことである。使用範囲はより広い。

2 薬味

薬味とは薬物の味のことを指す。人によって感じ取る薬味に差があるが，薬味は辛味・甘味・酸渋味・苦味・鹹（塩辛）味・淡味に区別される。薬味によって薬効の性質も異なる。

辛味：発散・行気・活血の作用がある。気血の巡りが悪い疾患によく使われる。たとえば，白芷・細辛・防風・藿香・丁香など。

甘味：補益・滋潤の作用がある。気・血・津液の不足などによって発生する皮膚疾患によく使われる。たとえば，人参・熟地黄・何首烏・白朮・麦門冬など。

酸渋味：収斂・固渋の作用がある。湿邪などによって発生する滲出・糜爛・潰瘍などの疾患によく使われる。たとえば，竜骨・牡蛎・五倍子・地楡・赤石脂など。

苦味：燥と泄の作用がある。湿熱・熱毒を泄し，湿熱・熱毒・血熱の紅斑・膿疱などの皮膚疾患によく使われる。たとえば，黄連・黄柏・黄芩・大黄・胆草など。

鹹（塩辛い）味：軟堅・散結・瀉下の作用がある。結節・腫瘤などの疾患によく使われる。たとえば，海藻・昆布など。

淡味：滲湿・利水の作用がある。滲出・糜爛・水疱・むくみなどの疾患によく使われる。たとえば，茯苓・猪苓・薏苡仁・滑石など。

3 帰経

　帰経とは，ある経（臓腑と経絡）に対して薬物が選択的に作用することを指す。他の経に対しては効果はさほど強くない。

　発生する皮膚疾患は邪気の侵入ルートによって，気血津液の巡りに影響を与え，臓腑にも影響する。それらの影響は経絡を通して反映される。治療に際し，異なる臓腑・経絡の病変に対して特異的選択性の薬物を選べば，治療効果を高めることが期待できる。たとえば，ニキビは肺や胃の熱と関連するとされ，肺・胃経に入る薬物を使用すれば効果はさらによいと思われる（黄連・石膏・知母・黄芩など）。色素斑は肝腎不足と気滞血瘀との関連が強いと思われるため，肝・腎経に入る薬物および活血理気薬がよく選択される（熟地黄・女貞子・旱蓮草・枸杞子・丹参・紅花・芍薬など）。

4 昇・降・浮・沈

　昇・降・浮・沈とは，薬物が作用する方向性（上・下・外・内）を指す。昇・浮の性質を持つ薬物は上へ，外への方向性がみられ，発散・疏風・昇陽の作用がある。沈・降の性質を持つ薬物は下へ，内への方向性がみられ，清熱・利湿・瀉下・安神・消積・収斂の作用がある。

　頭・顔・上半身の発疹および疾患には，昇・浮の性質を持つ薬物，たとえば，菊花・防風・荊芥・升麻・白芷・薄荷などの生薬がよく使われ，あるいは処方の中にこれらの薬物を配合し，引経薬として使われている。下半身の発疹もしくは湿熱・積滞などには，沈・降の性質を持つ薬物，たとえば，黄連・赤小豆・竜骨・牡蛎・滑石・大黄などの生薬がよく使われ，あるいはこれら薬物を配合し，引経薬として使われている。

　また，昇・降・浮・沈の性質は性味とも密接な関連性がある。たとえば，昇・浮の薬物の多くは，辛味，甘味と温熱性の性質を持っている。沈・降の薬物の多くは，酸味・苦味・鹹（塩辛い）味・渋味と寒涼性を持っている。

　なお，薬物の炮製も薬物の昇・降・浮・沈に影響を及ぼす。たとえば，酒で炒めると上昇の性質を持つようになる。生姜汁で炒めると発散の性質を持つようになる。酢で炒めると収斂性

を持つようになる。塩水で炒めると下への性質を持つようになるなどである。

5　毒性に関して

　大体の薬物は独特の性質を持ち，これを偏性と呼ぶ。薬物の偏性は，「薬物であるならば，最低，三分（割）の毒がある」という言葉がある如く，ある意味で薬物は「毒」であるといってもよいかもしれない。しかし，薬物の持つ偏性を用いて，疾患によって生じたアンバランスを治し，バランスを取り戻すことは中医治療の本質であり，多少の偏性は「毒」とはみなしていない。しかし，偏性の強い薬物は体に強い影響を与え，障害を引き起こすことも少なくなく，そうした時に「毒がある」と考える。なお，毒の強さによって，小毒・毒・大毒に分けることもある。薬物の書籍では毒のことを明記しなければならない。

　外用治療と内服治療との最大の違いは，有毒の薬物に対する取り扱い方である。一般的に，内服治療では有毒の薬物を極力避けるが，どうしても必要な場合は限定的に使用する。たとえば，激しい寒邪・冷えに対して附子を投与したり，激しい痛みに対して烏頭を使うなどである。

　一方，外用治療する場合は，局部に限定され，体内に入る毒の量は少ないか，もしくは入らないので，毒が気血津液・臓腑へ与える影響は小さく，逆に邪に対して強く作用する。そのため，外用剤には有毒の薬物が多く使われている。たとえば，硫黄・水銀・朱砂・大風子・鉛丹などを用いて，毒を以て毒を制するなど。

　なお，本章の薬物篇には歴史知識として記載するが，日本における薬物に関する法律や入手ルートなどを鑑み，処方篇では強い毒性の薬物が含まれる処方の記載を避けた。

6　内服薬と外用薬の分類の差

　外用薬が及ぼす体内への影響は，一度代謝してから作用する内服薬とは異なり，直接的に患部に作用する。そのため薬効は早くに現れる。また，一部内服では認められない作用がみられることもある。たとえば，葛根は内服の発散・解肌を加え，収斂利湿の効果も認められる。丁香の殺虫止痒は内服でなかなかみられない効果であるなど。そのため，外用薬の分類上では，内服薬ではみられない分類もある。

2　よく使われる生薬

1　止痒薬

生薬	性味／帰経	効能	主治
薄荷	辛・涼／肝・肺経	疏散風熱，透疹止痒	瘙痒症，湿疹，蕁麻疹など
地膚子	辛・苦・寒／腎・膀胱経	祛風止痒，清熱利湿	瘙痒症，湿疹，皮膚炎，蕁麻疹，ビダール苔癬，真菌症など。

蛇床子	辛・苦・温/腎経	祛風止痒，殺虫解毒	瘙痒症，真菌症，皮膚炎・湿疹など
蒼耳子	辛・苦・温・有毒/肺経	祛風除湿，止痒	風疹，瘙痒症，真菌症，湿疹，関節痛など
白鮮皮	苦・寒/脾・胃・膀胱経	清熱燥湿，祛風解毒	皮膚炎・湿疹，真菌症，瘙痒症など
白芷	辛・温/肺・胃・大腸経	祛風除湿，潤膚祛斑，消腫排膿	ニキビ，尋常性白斑，脂漏性皮膚炎，乾癬，湿疹，色素斑など
（禹）白附子	辛・温・有毒/肝・脾・肺・胃経	祛風化痰，解毒散結，潤膚祛斑	瘡瘍腫れ，色素斑，肝斑，ニキビなど
荊芥	辛・微温/肺・肝経	祛風透疹，止痒	蕁麻疹，瘙痒症，皮膚炎・湿疹など
氷片	辛・苦・微寒/心・脾・肺経	祛風消腫，殺虫止痒，通絡止痛	瘙痒症，皮膚炎・湿疹，真菌症など
菊花	甘・苦・微寒/肝・肺経	疎風清熱，瀉火解毒	皮膚炎・湿疹，膿疱症など
白僵蚕	鹹・平/肝・肺・胃経	祛風止痒，化痰散結，祛斑	ニキビ，肝斑など
蟬退	甘・寒/肺・肝経	疏散風熱，透疹止痒	蕁麻疹，風疹，湿疹，疣贅，瘙痒症など
牛蒡子	辛・平/肺・胃経	祛風止痒，透疹解毒	風疹，瘡瘍，癰癤など
升麻	辛・苦・微寒/肺・脾・胃・大腸経	昇陽透疹，解毒	斑疹，麻疹，疫癘，瘡瘍腫れなど
葛根	甘・辛・涼/脾・胃経	祛風透疹，収斂利湿	湿疹，脱毛など
生姜	辛・温/肺・脾・胃経	祛風生髪，止痒殺虫	脱毛，尋常性白斑など

2 清熱解毒薬

生薬	性味/帰経	効能	主治
金銀花	甘・寒/肺・心・胃経	清熱解毒，祛風	皮膚炎・湿疹，癰癤，丹毒，膿疱症など
黄連	苦・寒/心・脾・胃・胆・大腸経	清熱燥湿，瀉火解毒	皮膚炎・湿疹，水疱症，癰癤，膿疱症，丹毒，ニキビなど
黄柏	苦・寒/腎・膀胱・大腸経	清熱解毒，燥湿	皮膚炎・湿疹，水疱症，真菌症など
大黄	苦・寒/脾・胃・大腸・肝・心包経	清熱利湿，涼血解毒	急性湿疹・皮膚炎，糜爛，膿疱，ニキビ，真菌症など
黄芩	苦・寒/肺・胆・脾・胃・大腸・小腸経	清熱潤燥，瀉火解毒	肌荒れ，皮膚炎・湿疹，水疱症など

虎杖	微苦・微寒／肝・胆・肺経	清熱解毒，燥湿消腫	瘡瘍腫れ，水疱症，皮膚潰瘍，膿疱症，乾癬など
白花蛇舌草	苦・甘・寒／胃・大腸・小腸経	清熱利湿，解毒	瘡瘍腫れ，ニキビ，膿疱症など
馬歯莧	酸・寒／肝・大腸経	清熱解毒，涼血消腫，利湿止痒	皮膚炎・湿疹，ニキビ，瘰癧，尋常性白斑，膿疱症，水疱症など
山梔子	苦・寒／心・肺・三焦経	清熱解毒，収湿涼血，化瘀消腫	瘡瘍腫れ，皮膚炎・湿疹など
千里光	苦・寒／肺・肝・大腸経	清熱解毒，明目殺虫，止痒	皮膚炎・湿疹の紅斑，滲出，糜爛，膿疱，真菌症など
敗醤草	苦・平／胃・大腸・肝経	清熱解毒，排膿消癰，活血	瘙痒症，丹毒，癤，膿疱症など
大青葉	苦・大寒／心・胃経	清熱解毒，涼血消斑	湿疹・皮膚炎の紅斑，腫れ，膿疱，糜爛，疣贅，水疱症など
板藍根	苦・寒／心・胃経	清熱解毒，涼血	瘡瘍腫れ，膿疱症，帯状疱疹などのウイルス感染症など
蚤休（重楼）	苦・寒・小毒／肝経	清熱解毒，袪瘀消腫，止痛止痒	虫刺され，皮膚炎・湿疹，瘙痒症など
野菊花	辛・苦・微寒／肝・心経	清熱解毒，消腫止痛	皮膚炎・湿疹，癰癤，丹毒，乾癬，瘙痒症など
紫花地丁	苦・辛・寒／心・肝経	清熱解毒，涼血消腫	膿疱症，癰癤，丹毒など
蒲公英	苦・甘・寒／肝・胆経	清熱解毒，消癰散結，利湿	丹毒，膿疱症，ニキビ，皮膚炎・湿疹，真菌症など
竜葵	苦・微甘・寒・小毒／心・肺・膀胱経	清熱消腫，散血	瘡瘍腫れ，皮膚炎・湿疹，水疱症など
半辺蓮	辛・寒／心・小腸・肺経	利水消腫，清熱解毒	むくみ，瘡瘍腫れ，湿疹など
半枝蓮	辛・苦・寒／肺・肝・腎経	清熱解毒，活血通絡	紫斑，瘡瘍腫れ，結節性発疹，瘰癧など
石膏	辛・甘・大寒／肺・胃経	清熱消腫	皮膚炎・湿疹の紅斑，腫れなど

3　涼血解毒薬

生薬	性味／帰経	効能	主治
生地黄	甘・苦・寒／心・肝・腎経	清熱涼血，潤膚袪斑	乾燥肌，乾燥性皮膚疾患，湿疹，蕁麻疹，苔癬様皮膚疾患など
赤芍薬	苦・微寒／肝経	清熱涼血，袪瘀止痛，袪斑	皮膚炎・湿疹，ニキビ，疣贅，肝斑，乾癬，瘙痒症など

紫草	甘・鹹・寒／心・肝経	涼血活血，清熱解毒，除湿消腫，祛風止痒，生肌斂瘡	皮膚炎・湿疹，膿疱症，水疱症，やけど，床ずれなど
牡丹皮	苦・辛・微寒／心・肝・腎経	清熱涼血，活血祛斑	ニキビ，酒皶，皮膚炎・湿疹，蕁麻疹，瘙痒症など
玄参	苦・甘・鹹・寒／肺・胃・腎経	解毒散結，涼血潤膚	皮膚炎・湿疹，瘡瘍腫れ，瘰癧，紫斑病など
凌霄花	甘・酸・寒／肝・心包経	涼血祛瘀，解毒	紅斑性疾患，瘙痒症，皮膚炎・湿疹など
槐花	苦・微寒／肝・大腸経	清熱涼血，収斂止血，祛風止痒	ニキビ，皮膚炎・湿疹など
青黛	鹹・苦・寒／肝・肺経	清熱解毒，涼血消腫	皮膚炎・湿疹，膿疱症，ウイルス感染症，真菌症など

4 利湿・収斂薬

生薬	性味／帰経	効能	主治
蒼朮	辛・苦・温／脾・胃・肺経	祛風燥湿，潤膚生髪	湿疹，乾癬，脂漏性皮膚炎，苔癬など
竜骨	渋・甘・平／心・肝・腎経	収湿斂瘡，止血生肌	皮膚炎・湿疹の紅斑，滲出性潰瘍など
牡蛎	鹹・微寒／肝・胆・腎経	軟堅散結，収斂除湿	瘰癧，湿疹の滲出など
苦参	苦・寒／心・肝・胃・大腸・膀胱経	清熱燥湿，祛風止痒，殺虫	ニキビ，皮膚炎・湿疹，酒皶，瘙痒症，乾癬，疣贅など
児茶	苦・渋・微寒／心・肺経	清熱斂湿，生肌癒瘡，止血	皮膚炎の滲出，糜爛，潰瘍，膿疱など
熟石膏	辛・甘・渋・寒／肺・胃経	収湿斂瘡，止血生肌	瘡瘍腫れ，皮膚炎・湿疹など
滑石	甘・寒／膀胱・肺・胃経	清熱解毒，滲湿収斂，止痒	癰癤，皮膚炎・湿疹など
茶葉	苦・甘・微寒／心・肺・胃・肝経	清熱収斂，消臭祛斑	皮膚炎・湿疹，皮膚の黒ずみなど
五倍子	酸・渋・寒／肺・大腸・腎経	斂汗止血，収湿斂瘡	皮膚炎・湿疹の紅斑，滲出，癰癤，真菌症など
地楡	苦・酸・渋・微寒／肝・大腸経	涼血止血，清熱解毒，消腫斂瘡	皮膚炎・湿疹，真菌症，やけどなど
徐長卿	辛・温／肝・胃経	祛風止痒，除湿止痛	皮膚炎・湿疹，乾癬，瘙痒症など
炉甘石	甘・平／肝・胃経	燥湿斂瘡，止痒	皮膚炎・慢性潰瘍，湿疹，切り傷，慢性滲出性疾患など

茵蔯蒿	苦・微寒／脾・胃・肝・胆経	清熱利湿，殺虫止痒	皮膚炎・湿疹，疥癬，蕁麻疹，真菌症など
藿香	辛・微温／脾・胃・肺経	化湿潤膚，殺虫止痒	皮膚炎・湿疹，単純疱疹，帯状疱疹，真菌症など
竜胆草	苦・寒／肝・胆経	清熱解毒，利湿止痒	皮膚炎・湿疹，水疱症，帯状疱疹，単純疱疹など
萆薢	苦・平／腎・胃経	収斂利湿，祛風湿	皮膚炎・湿疹，関節痛など
薏苡仁	甘・淡・涼／脾・胃・肺経	清熱排膿，滲湿祛斑	肝斑，ニキビ，滲出性皮膚炎・湿疹など
土茯苓	甘・淡・平／肝・胃経	清熱解毒，利湿	皮膚炎・湿疹，瘡瘍腫れ，梅毒など
明礬	酸・渋・寒，有毒／肺・脾・肝・大腸経	解毒殺虫，燥湿止痒	皮膚炎・湿疹，真菌症，多汗症など
白芨	苦・甘・渋・寒／肺・胃・肝経	収斂生肌，止血祛斑	手足の亀裂，色素沈着，肝斑，瘡瘍の潰瘍，切り傷など
烏梅	酸・渋・平／肝・脾・肺・大腸経	斂瘡癒創，軟堅消腫，止血殺虫	疣贅，結節性発疹など

5　理血生肌薬

生薬	性味／帰経	効能	主治
三七	甘・微苦・微温／肝・胃経	活血止血，消腫止痛	出血，紫斑，色素沈着，皮膚の艶がない，肌膚甲錯，結節病変など
紅花	辛・温／心・肝経	活血通絡，消腫祛斑，止痛	強皮症，結節性発疹，色素斑，脈管炎，しもやけなど
益母草	辛・苦・微寒／心・肝・膀胱	活血消腫，清熱解毒，潤膚祛斑	蕁麻疹，慢性湿疹，肝斑，乾燥肌など
三稜	辛・苦・平／肝・脾経	破血行気，消腫止痛	結節性皮膚病，瘡瘍腫れ，乾癬，強皮症など
莪朮	辛・苦・温／肝・脾経	行気破血，散結止痛	結節性皮膚病，脈管炎，乾癬，強皮症など
桃仁	苦・甘・平／心・肝・大腸経	活血化瘀，潤膚祛斑，殺虫止痒	乾燥肌，色素沈着，肌膚甲錯，慢性湿疹など
乳香	辛・苦・温／心・肝・脾経	活血止痛，消腫生肌，祛風潤膚	水疱症，癰癤，瘡瘍腫れ・痛み，帯状疱疹後神経痛，やけどなど
没薬	苦・平／心・肝・脾経	行気活血，消腫止痛，生肌斂瘡	皮膚潰瘍，瘡瘍腫れ，痛みなど
血竭	甘・鹹・平／肝経	祛瘀止痛，止血生肌	瘡瘍腫れ，潰瘍，疣贅など
姜黄	辛・苦・温／肝・脾経	活血行気，通絡止痛	結節型ニキビ，結節性疾患，真菌症など

川芎	辛・温／肝・胆・心包経	活血行気，祛風止痛，祛斑生髪	ニキビ，肝斑，疣贅，脱毛，結節性皮膚病など
丹参	苦・微寒／心・心包・肝経	祛瘀止痛，涼血消癰，発毛	ニキビ，色素沈着，脱毛，乾癬，肌膚甲錯など
水蛭	鹹・苦・平，小毒／肝経	破血逐瘀，通絡	しもやけ，湿疹の肌膚甲錯，脱毛，ニキビなど
蒲黄	甘・平／肝・心包経	収斂止血，祛瘀止痛	紫斑病，脈管炎，切り傷，やけど，湿疹など
仙鶴草	苦・渋・平／心・肝経	収斂止血，殺虫止痒	瘡瘍腫れ，紫斑病，真菌症など
茜草	苦・寒／肝経	涼血止血，祛瘀止痛	紫斑病，切り傷，やけどなど
側柏葉	苦・渋・寒／肺・肝・脾経	涼血止血，生髪	脱毛，脂漏性皮膚炎，帯状疱疹，手足の亀裂，真菌症など
血余炭	苦・平／肝・胃経	止血祛瘀，生肌斂瘡	紫斑病，やけど，切り傷，慢性潰瘍など
小薊	甘・涼／心・肝経	涼血止血，消腫通淋	瘡瘍腫れ，紫斑病など
大薊	甘・苦・涼／心・肝経	涼血止血，消腫止痛	瘡瘍腫れ，紫斑病など

6 散結消腫薬

生薬	性味／帰経	効能	主治
山慈姑	甘・微辛・寒，小毒／脾・肝経	消腫散結，化痰解毒	癰疽腫れ，瘰癧など
浙貝母	苦・寒／肺・心経	化痰散結，清熱消腫	瘰癧，瘡瘍腫れ，疣贅など
土貝母	苦・寒／肺・脾経	解毒消腫，軟堅散結	結節，瘰癧，疣贅など
半夏	辛・温／脾・胃・肺経	化痰燥湿，散結	瘡瘍腫れ，瘰癧など
天南星	苦・辛・温・有毒／肺・肝・脾経	化痰燥湿，散結消腫	癰腫瘡毒，関節痛
皂角刺	辛・温／肝・胃経	托毒排膿，活血消腫	瘡瘍腫れ，癰など
山豆根	苦・寒，有毒／肺・胃経	清熱解毒，消腫止痛，殺虫	疣贅，結節性発疹など
天花粉	微苦・辛温・小毒／肺・胃経	清熱斂瘡，排膿消腫	皮膚炎の膿疱，毛嚢炎，ニキビ，脂性肌など
木賊	甘・苦・平／肺・肝経	収斂止血，散結	疣贅，結節性発疹など
木鼈子	苦・微甘・温，有毒／肝・脾・胃経	散結消腫，解毒生肌	癰，瘰癧，真菌症など
石菖蒲	甘・苦・温／心・胃経	散結消腫，殺虫	瘡瘍腫れ，潰瘍，湿疹など

| 白蘞 | 苦・微寒／心・胃経 | 清熱解毒，消腫斂瘡，潤膚袪斑 | しもやけ，手足の亀裂，ニキビ，皮膚炎・湿疹の潰瘍，瘙痒症，色素斑など |

7 潤膚薬

生薬	性味／帰経	効能	主治
熟地黄	甘・微温／肝・腎経	養血潤膚，袪斑生肌	乾燥肌，肌膚甲錯，鱗屑性皮膚疾患，肝斑，手足の亀裂など
当帰	甘・苦・微温／肝・心・脾経	補血活血，潤膚袪斑，生髪	乾燥肌，肌膚甲錯，肝斑・色素斑，手足の亀裂など
何首烏	苦・甘・渋・温／肝・腎経	解毒消腫，潤膚袪斑，生髪	瘙痒症，慢性瘡瘍，風疹，瘰癧など
芍薬	苦・酸・微寒／肝・脾経	養血潤膚，袪斑，止痛	乾燥肌，肌膚甲錯，肝斑・色素斑，手足の亀裂など
蜜蠟	甘・微温／脾経	収斂潤膚，生肌止痛	亀裂，乾燥性皮膚炎，乾燥肌，やけどなど
卵黄油	渋・平／心・腎経	潤膚生肌，収斂消腫	疣贅，慢性湿疹，慢性皮膚潰瘍など
蜂蜜	甘・平／脾・肺・大腸経	清熱解毒，潤膚生肌，止痛止痒	瘡瘍腫れ，丹毒，皮膚潰瘍，やけど，皮膚炎・湿疹，乾燥肌，亀裂など
ゴマ油	甘・微寒／大腸経	潤燥生肌，解毒癒創，止痛消腫	慢性皮膚炎・湿疹，苔癬，鱗屑性疾患など
アロエ	苦・寒／肝・胃・大腸経	収湿斂瘡，潤膚生肌，袪斑養髪	ニキビ，手足の亀裂，肝斑，しもやけ，乾燥肌，脱毛，真菌症など
豚脂	甘・微寒／帰経の記載なし	潤膚生肌，補虚解毒	乾燥肌，乾燥性皮膚疾患，亀裂など

8 益気生肌薬

生薬	性味／帰経	効能	主治
人参	甘・微苦・平／肺・脾・心経	補気生肌・潤膚生髪	乾燥肌，たるみ，脱毛，肝斑，亀裂など
黄耆	甘・温／脾・肺経	補気潤膚，解毒斂瘡，生肌美白	乾燥肌，色素沈着，慢性湿疹など
霊芝	甘・平／心・肺・肝・腎経	潤膚美白	乾燥肌，瘙痒症，慢性湿疹，肝斑など
山薬	甘・平／脾・肺・腎経	補気除湿，潤膚生肌	慢性皮膚炎・湿疹，瘰癧，乾燥肌など
茯苓	甘・淡・平／心・脾・腎経	利水消腫，潤膚袪斑	皮膚炎・湿疹，ニキビ，脱毛，肝斑など

白朮	苦・甘・温／脾・胃経	補気燥湿，潤膚祛斑	皮膚炎・湿疹，脂漏性皮膚炎，水疱症，肝斑など
甘草	甘・平／心・肺・脾・胃経	清熱解毒，諸薬の調和	皮膚炎・湿疹，亀裂，糜爛など
黄精	甘・平／脾・肺・腎経	補気潤膚，祛斑生髪	慢性湿疹，慢性膿疱症，脱毛，真菌症など

9 殺虫止痒薬

生薬	性味／帰経	効能	主治
土槿皮	辛・温，有毒／脾・肺経	殺虫解毒，利湿止痒	疥癬，真菌症など
百部	甘・苦・微温／肺経	殺虫止痒	疥癬，真菌症，湿疹，瘙痒症など
苦楝子	苦・寒／肝・脾・胃経	殺虫止痒，斂湿	真菌症，瘙痒症，疥癬など
硫黄	酸・温，有毒／腎・大腸経	殺虫癒瘡，止痒	疥癬，虫刺され，慢性湿疹など
大楓子	辛・熱，有毒／脾・肝・腎経	祛風燥湿，攻毒殺虫，止痒	肌膚甲錯，酒皶，乾癬，苔癬など
山椒	辛・温／脾・胃・腎経	殺虫止痒	瘙痒症，疥癬，慢性肥厚性湿疹，脱毛，真菌症など
艾葉	苦・辛・温／肝・脾・腎経	温経散寒，除湿殺虫，止痛止痒	皮膚炎・湿疹，瘙痒症，真菌症など
丁香	辛・温／脾・胃・肺・腎経	芳香消臭，殺虫止痒	瘡瘍陰証，慢性潰瘍，真菌症，脂漏性皮膚炎，肝斑など
樟脳	辛・熱／心・脾経	除湿殺虫，止痒	疥癬，瘡瘍腫れ，瘙痒症，慢性湿疹，真菌症など
苦杏仁	苦・微温，小毒／肺・大腸経	殺虫止痒，散結消腫，潤膚祛斑	瘡瘍腫れ，疥癬，疣贅，酒皶，ニキビ，瘙痒症，乾燥肌，真菌症など
鴉胆子	苦・寒，小毒／大腸・肝経	殺虫解毒，腐蝕疣贅	疣贅，魚の目，胼胝など
酢	酸・甘・平／肝・胃経	殺虫止痒，収斂	瘙痒症，真菌症，慢性湿疹など

10 温経散寒止痛薬

生薬	性味／帰経	効能	主治
呉茱萸	辛・苦・熱，有毒／肝・脾・胃・腎経	殺虫止痒，収斂燥湿	瘙痒症，慢性湿疹，真菌症など

肉桂	甘・辛・大熱／腎・脾・心・肝経	散寒通絡，消腫生肌，止痛止痒	しもやけ，強皮症，瘙痒症，脱毛など
生姜	辛・温／肺・脾・胃経	殺虫止痒，刺激発泡，生髪	真菌症，脱毛，尋常性白斑，しもやけなど
乾姜	辛・温／脾・胃・腎・心・肺経	温経散寒，生髪	しもやけ，脱毛など
陳皮	苦・辛・温／脾・肺経	理気燥湿，止痒	慢性湿疹，瘙痒症など
補骨脂	辛・苦・温／腎・脾経	温陽活血，祛風止痒，殺虫止痒，通絡生髪	尋常性白斑，脱毛，疣贅，乾癬など
烏頭	辛・苦・熱，大毒／心・肝・腎・脾経	祛風除湿，散寒通痺，止痛	陰疽，皮膚甲錯，神経痛，瘙痒症など
羌活	辛・苦・温／膀胱・腎経	除湿止痒，祛斑生髪	瘙痒症，慢性湿疹，脱毛，関節痛など

11 刺激発泡薬

生薬	性味／帰経	効能	主治
巴豆	辛・熱，大毒／胃・大腸経	蝕瘡祛疣	疥癬，疣贅など
斑蝥	辛・熱，大毒／肝・腎・胃経	破血祛瘀，刺激蝕瘡	慢性苔癬様皮膚炎，脱毛，疣贅など
トウガラシ	辛・熱／心・脾経	活血生髪，通絡止痛	脱毛，しもやけ，関節痛など
松節油	辛・苦・寒／肝・腎経	刺激活血	結節性紅斑，脈管炎，関節・筋肉痛など
ユーカリ油	辛・涼／心経	潤膚止痛，殺虫止痒	結節性紅斑，しもやけ，脈管炎，真菌症など
全蝎	辛・平／肝経	解毒散結，通絡止痛	皮膚炎・湿疹，魚鱗癬，結節性皮膚疾患など
石灰	辛・温，有毒／肝・脾経	殺虫燥湿，止痛	疥癬，慢性湿疹，苔癬，疣贅など

12 その他

生薬	性味／帰経	効能	主治
麝香	辛・温／心・脾経	活血通絡，消腫止痛	瘡瘍腫れ，慢性皮膚炎など
軽粉	辛・寒，有毒／大腸・小腸経	殺虫解毒，祛腐斂瘡，止痒	瘡瘍腫れ，酒皶，肌膚甲錯，慢性湿疹など

鉛丹	辛・鹹・微寒，有毒／心・肝経	収斂解毒，殺虫，止痛，生肌	賦形剤として使う。
鉛粉	辛・寒，有毒／肺・腎・脾経	清熱斂瘡，殺虫	慢性潰瘍，やけど，瘡瘍腫れ，慢性皮膚炎・湿疹など
水銀	辛・寒，大毒／心・肝・腎経	殺虫斂瘡	疥癬，瘡瘍腫れ，慢性潰瘍，梅毒など
雄黄	辛・苦・温，有毒／肝・大腸経	殺虫燥湿，止痒祛腐	慢性瘡瘍腫れ，丹毒，疥癬，帯状疱疹，真菌症など
朱砂	甘・微寒，有毒／心経	安神解毒	疣贅，瘡瘍腫れなど
密陀僧	鹹・平，有毒／肝・脾経	殺虫止痒，解毒燥湿，斂瘡	真菌症，慢性湿疹，下腿潰瘍，尋常性白斑など
芒硝	鹹・微苦・寒・胃・大腸経	軟堅散結，清熱消腫	丹毒，瘡瘍など
紅粉	辛・熱，大毒／肺・脾経	解毒，排膿，生肌	瘡瘍，梅毒，慢性潰瘍，壊疽など
熟石灰	辛・温，有毒／肝・脾経	殺虫蝕瘡，収斂止血	慢性皮膚炎・湿疹など
松香	苦・甘・温／肝・脾経	祛風燥湿，排膿解毒，生肌止痛	瘡瘍腫れ，瘰癧，慢性潰瘍，疥癬，慢性湿疹など
珍珠	甘・鹹・寒／心・肝経	解毒生肌，潤膚祛斑	瘡瘍潰瘍，皮膚炎・湿疹，ニキビ，肝斑，乾燥肌など
硼砂	甘・鹹・涼，小毒／肺・胃経	清熱殺虫，防腐解毒	口内炎，粘膜部糜爛，真菌症など

13 基剤成分

- **動物類**：豚脂・羊脂・牛脂・魚脂・卵黄油・卵白・蜂蜜・蜜蠟など。
- **植物類**：亜麻油・糠オイル・沙棘（サージ）オイル・青刺果油・ツバキ油・ナタネ油・クルミ油・ゴマ油，アロエ液・野菜汁・果物汁など。
- **鉱物**：ワセリンなど。
- **その他**：酢・酒・研ぎ汁・滑石・石膏・炉甘石・寒水石など。

3 皮膚の発疹に対する外用生薬の選択

　「外治の法則は内治の法則に従う」といわれるように，生薬を選択する際には中医弁証論治にもとづいて行わなければならない。たとえば，弁証で実証の場合では瀉剤が，虚証の場合では補剤が選ばれる。湿熱による疾病と弁証したのであれば，清熱利湿薬が選ばれる。血熱なら

涼血薬，血虚なら補血薬が選ばれる。

　皮膚病の発疹の色・形・滲出があるかどうか，局部の温度・硬さ・発生部位などに対する観察は病邪の性質を判断するうえで重要な手掛かりになる。

　発疹の弁証によって適切な外用薬を選択すれば，よりよい臨床効果が得られる。

1 「斑」

●紅斑：熱邪により発生したものと考えられる。

　基本的に気分または血分に熱があると考えられているが，紅斑を圧迫すると色が抜ける場合は気分の熱が強く，圧迫しても赤い色が抜けなければ血熱がさらに強いと考えられる。瀰漫性紅斑または口渇・発熱・脈数などがみられる場合は，熱が営血に入り込み熱毒も強いと考えられる。

　清熱涼血・解毒の生薬がよく使われる。たとえば，地黄・赤芍薬・紫草・牡丹皮・玄参・馬歯莧など。

●紫斑：出血を伴うことが多い。圧迫しても色が抜けず，血熱により血が絡脈から漏れたことによるものと考えられる。暗い紫斑，または繰り返し発生する紫斑は，脾虚による統血不能と考えられる場合がある。

　涼血・止血が必要で，地黄・赤芍薬・牡丹皮・玄参・田七人参・槐花・仙鶴草・茜草・紫根・蒲黄などがよく使われる。

●色素斑：肝気鬱滞・血瘀によることが多い。あるいは肝腎不足・脾陽不振により発生する場合もある。

　理気活血薬がよく使われる。たとえば，柴胡・香附子・枳殻・鬱金・川楝子・川芎・陳皮・厚朴・紅花・丹参・三稜・莪朮など。

●白斑：気血不和・気滞・風邪などによって発生することが多い。

　疏風理気・通絡の生薬がよく使われる。たとえば，荊芥・浮萍・白芷・桑白皮・柴胡・白芍薬・香附子・鬱金・川芎・厚朴・補骨脂・独活など。

2 「丘疹」

●急性丘疹：赤い丘疹の場合は風熱または血熱によるものが多い。

　清熱疏風・涼血解毒の生薬がよく使われる。たとえば，荊芥・浮萍・防風・蒼耳子・薄荷・桑白皮・地黄・玄参・赤芍薬・牡丹皮・蝉退・桑葉・葛根・木賊など。

●慢性丘疹：慢性，または暗い丘疹は気滞・血瘀によるものが多い。

　活血理気の生薬がよく使われる。たとえば，柴胡・白芍薬・香附子・枳殻・鬱金・川楝子・川芎・厚朴・桃仁・紅花・丹参・三稜・莪朮・川芎・赤芍薬など。

3 「結節」

●赤い結節：血熱と熱毒の場合が多い。

　涼血活血の生薬がよく使われる。たとえば，蒲公英・土茯苓・馬歯莧・千里光・黄柏・黄芩・

黄連・赤芍薬・紫根・生地黄・牡丹皮・玄参など。

- **紫の結節**：気滞血瘀に関連する。

  活血薬がよく使われる。たとえば，三稜・莪朮・丹参・川芎・桃仁など。
- **皮膚色を呈する結節**：痰湿または気鬱痰滞によるものが多いと考えられる。

  化痰利湿の生薬がよく使われる。たとえば，薏苡仁・貝母・土茯苓・半夏・天南星・白芥子など。

4 「腫瘤」

- **良性で皮膚色の腫瘤**：痰湿によるものである。

  化痰利湿・散結の生薬がよく使われる。たとえば，土茯苓・貝母・薏苡仁・天南星・蒺藜子・皂角刺など。
- **色素を伴う腫瘤**：気滞血瘀によるものである。

  活血化瘀と理気の生薬がよく使われる。たとえば，川芎・紅花・三稜・莪朮・丹参・田七人参・柴胡・香附子・枳殻・藿香など。
- **悪性の腫瘤**：瘀毒・痰毒・熱毒などによるものが多いと考えられる。

  解毒祛痰・活血散結の生薬がよく使われる。たとえば，白花蛇舌草・半枝蓮・白英・チャーガ・田七人参・丹参・三稜・莪朮・桃仁など。

5 「水疱」

基本的に利湿の生薬を使うが，色によって寒熱の差がある。

- **赤い小水疱**：湿熱によるものである。

  清熱利湿の生薬がよく使われる。たとえば，黄柏・黄連・苦参・竜胆草・馬歯莧・地膚子・滑石など。
- **大きな水疱**：湿毒または熱毒によるものである。

  利湿解毒の生薬がよく使われる。たとえば，馬歯莧・黄柏・黄連・黄芩・苦参・魚腥草・敗醬草など。
- **真皮の水疱**：脾虚湿滞によるものもある。

  健脾利湿の生薬がよく使われる。たとえば，蒼朮・藿香・草薢・薏苡仁・茯苓・車前子など。

6 「膿疱」

- **膿疱**：中医学では主に熱毒あるいは火毒によるものと考えられている。

  清熱解毒の生薬がよく使われる。たとえば，黄芩・黄連・黄柏・馬歯莧・大青葉・蒲公英・金銀花・紫花地丁など。

7 「囊腫」

- **囊腫**：中医学では痰濁・瘀血によるものと考えることが多い。

  化痰散結化瘀の生薬がよく使われる。たとえば，貝母・皂角刺・薏苡仁・三稜・莪朮・川芎など。

8 「膨疹」

●赤い膨疹：風熱によるものである。
　清熱疏風の生薬がよく使われる。たとえば，薄荷・浮萍・白鮮皮・蒺藜子・桑葉・蝉退など。
●白または皮膚色の膨疹：風寒によるものである。
　祛風散寒の生薬がよく使われる。たとえば，麻黄・防風・桂枝・細辛・白芷・荊芥など。
●色素を伴う膨疹：血瘀によるものと考えられている。
　祛風活血の生薬がよく使われる。たとえば，川芎・三稜・莪朮・防風・藿香・桂枝など。

9 「糜爛」

●水疱由来の糜爛：湿熱によるものが多い。
　清熱利湿・収斂の生薬がよく使われる。たとえば，苦参・地膚子・蛇床子・黄柏・黄連・蒼耳子・五倍子・地楡など。
●膿疱由来の糜爛：熱毒によるものが多い。
　清熱解毒の生薬がよく使われる。たとえば，黄連・馬歯莧・黄芩・重楼・白花蛇舌草・穿心蓮・魚腥草など。

10 「潰瘍」

●急性潰瘍：紅斑・浮腫・局部の熱感・痛みを伴うことが多く，主に熱毒によるものと考えられている。
　清熱解毒の生薬がよく使われる。たとえば，黄連・馬歯莧・黄芩・重楼・虎杖・穿心蓮・魚腥草など。
●慢性潰瘍：分泌液がサラサラで透明感がある場合は寒湿または気血不足によるものと考えられる。
　補気養血・利湿収斂の生薬がよく使われる。たとえば，人参・当帰・芍薬・地楡・没薬・乳香・五倍子・赤石脂など。

11 「亀裂」

●亀裂：慢性炎症や皮膚の乾燥などによくみられる。血虚風燥・血熱風燥によるものが多い。
　養血潤膚・涼血収斂の生薬がよく使われる。たとえば，当帰・桃仁・芍薬・杏仁・蜜蝋・ツバキ油・沙棘油・アロエ・黄精など。

12 「萎縮」

●萎縮：気血不足が関与することが多い。
　補気養血の生薬がよく使われる。たとえば，当帰・黄耆・人参・地黄・白朮など。

13 「鱗屑」

●乾燥性の鱗屑：血虚風燥または肝腎不足によって皮膚の養いを失ったものである。
　養血祛風の生薬がよく使われる。たとえば，当帰・地黄・沙参・百合・玉竹・杏仁・防風・地膚子・荊芥など。
●脂性の鱗屑：湿熱によるものである。
　清熱利湿の生薬がよく使われる。たとえば，苦参・黄柏・茵蔯蒿・薏苡仁・車前子など。

14 「痂皮」

●膿痂：熱毒によるものである。
　清熱解毒の生薬がよく使われる。たとえば，金銀花・馬歯莧・大青葉・白花蛇舌草・黄連など。
●血痂：血熱または血燥によるもと考えている。
　涼血解毒の生薬がよく使われる。たとえば，地黄・玄参・牡丹皮・凌宵花・仙鶴草・槐花など。

15 「苔癬化」

●苔癬化：慢性炎症および絶えまなく刺激を受けることによって発生するもので，血虚風燥・血熱風燥または気滞血瘀を伴うことがある。
　養血祛風・涼血潤膚・活血の生薬がよく使われる。たとえば，当帰・地黄・地膚子・三稜・莪朮・夏枯草・蒺藜子・皂角刺・蘇木・桃仁など。

4　中医学の証型とよく使われる生薬

証型	皮膚症状	よくみられる皮膚疾患	よく使われる外用生薬
風熱	赤い膨疹・急に発生する赤い丘疹・紅斑・症状が出たり消えたり変化が激しい	急性蕁麻疹・急性湿疹・急性痒疹・風疹など	荊芥・浮萍・防風・蒼耳子・薄荷・桑白皮・大風子・露蜂房・蟬退・桑葉・葛根・木賊など
湿熱	水疱・糜爛・滲出性紅斑・漿液性丘疹など	湿疹・アトピー性皮膚炎・自家感作性皮膚炎・天疱瘡・滲出性紅斑・帯状疱疹・湿潤性真菌症・慢性肥厚性皮膚疾患など	苦参・黄柏・茵蔯蒿・竜胆草・萆薢・地膚子・薏苡仁・茯苓・車前子・沢瀉・滑石・馬歯莧・土茯苓など
血熱	紅斑・深紅斑・紫斑・浸潤性紅斑・または紅斑を伴う丘疹・結節など	尋常性乾癬・アレルギー性血管炎・丹毒・薬疹・酒皶・エリテマトーデス・紅皮症などの紅斑性皮膚疾患	紫草・生地黄・牡丹皮・赤芍薬・白茅根・槐花・馬歯莧など

熱毒	膿疱・紅皮症・大疱・潰瘍・紅斑・糜爛・水疱など	皮膚感染症(ニキビ・毛包炎・癤・丹毒など)・紅皮症・天疱瘡など	黄連・黄芩・山梔子・紫花地丁・蚤休・板藍根・馬歯莧・金銀花・野菊花・蒲公英など
血熱風燥	鱗屑・亀裂・萎縮・赤みを帯びる苔癬化など	皮膚瘙痒症・慢性湿疹・ビダール苔癬・炎症性角化症など	紫草・生地黄・牡丹皮・赤芍薬・玄参など
血虚風燥	苔癬化・鱗屑・めまい・動悸など	皮膚瘙痒症・慢性湿疹・アトピー性皮膚炎・ビダール苔癬など	生地黄・熟地黄・当帰・鶏血藤・何首烏・芍薬・川芎・女貞子・桃仁など
肝鬱気滞	色素沈着・白斑・イライラ・怒りっぽい・胸の張り	肝斑・色素斑・痒疹・尋常性白斑・慢性蕁麻疹・ビダール苔癬・慢性湿疹・アトピー性皮膚炎など	柴胡・白芍薬・香附子・枳殻・鬱金・川楝子・川芎・陳皮・厚朴など
瘀血	紫斑・紫色の結節・腫瘤・苔癬化・色素斑など	結節性痒疹・尋常性乾癬・扁平苔癬・皮膚腫瘤など	桃仁・紅花・丹参・三稜・莪朮・川芎・赤芍薬など
痰湿	皮色の腫瘤・結節など	皮膚腫瘤・皮膚の疣贅など	半夏・天南星・白芥子・貝母・昆布・海藻・薏苡仁など
風寒	白い膨疹・冷やすと悪化など	寒冷性蕁麻疹など	防風・荊芥・麻黄・桂枝・細辛・紫蘇など
寒湿阻絡	白い膨疹・紅斑を伴わない小水疱・関節の痛みなど	レイノー病・風寒型蕁麻疹・しもやけ・強皮症など	麻黄・桂枝・羌活・独活・桑枝・牛膝・川烏頭・細辛・絡石藤・桑寄生など
気血不足	白斑・膨疹・疲れやすい・めまい・顔色が㿠白・色素斑	尋常性白斑・慢性蕁麻疹・強皮症など	黄耆・人参・茯苓・白朮・芍薬・川芎・当帰など
気陰両虚	疲れやすい・口渇・乾燥肌・鱗屑・苔癬化など	アトピー性皮膚炎の慢性湿疹段階・慢性湿疹・皮膚瘙痒症・炎症性皮膚疾患の回復期	人参・麦門冬・黄耆・天門冬など
陰虚内熱	色素斑・潮熱を伴う紅斑・ほてり・腰痛	エリテマトーデス・皮膚結核・ニキビ・脱毛・脂漏性皮膚炎など	生地黄・元参・麦門冬・沙参・知母・旱蓮草・亀板・青蒿・地骨皮など
脾虚湿盛	水疱・糜爛・浮腫・滲出・食欲不振・便溏・倦怠感	湿疹・水疱症・浮腫・滲出性皮膚疾患	党参・白朮・山薬・茯苓・薏苡仁・白扁豆など
脾腎陽虚	皮膚が冷えて硬い・陰疽・レイノー現象・四肢の冷えなど	強皮症・エリテマトーデスなど	仙茅・附子・肉桂・仙霊脾・黄耆・人参など

第4章 外用治療の処方 ——「方」

1 外用剤処方の構成原則

1 弁証論治にもとづく処方構成

- 2つの弁証（全身の弁証と発疹の弁証）を正しく行うことによって処方を配合する。
- 個体の特異な体質をチェックし，敏感肌などに対しては刺激性の強い生薬の配合を控える。
- 部位別・年齢・性差も考慮して処方の組成を調節する。たとえば，顔面・頸部・会陰部の皮膚，乳幼児・女性の皮膚は敏感もしくは薬剤を吸収しやすいため，刺激の強い生薬は避けるべきである。

2 処方の君臣佐使を定める

　処方の各成分が一体となってよりよい効果を上げるために，中医処方学の君・臣・佐・使の原則を守らなければならない。

1）君薬
- 主薬とも呼ばれる。すなわち主病もしくは主要症状に対して作用し，主たる効果をもたらす生薬のことである。
- 処方中において欠くことができない成分である。
- 外用剤の多くは清熱・利湿・止痒の生薬が君薬として使われている。たとえば，消炎・殺菌・収斂・止痒などの作用を示す成分である。
- 中薬のほとんどは主薬成分になりうる。

2）臣薬
- 主薬および主証に対し重要な補佐の作用を果たす，もしくは重要な兼証に作用する生薬のことである。

3）佐薬
- 君薬・臣薬を補佐する生薬。
- 兼証に対し治療効果を上げる生薬。

● 君薬・臣薬の毒性を抑制し，副作用を防止する生薬。

4）使薬
● 引経薬。
● 調和薬すなわち各成分の作用を調和させるために使われる生薬。

　「君・臣・佐・使」は処方構成の一般原則であるが，薬味が多い製剤では，性質が類似している生薬をまとめて分類し，処方におけるこの生薬群の方向性を決めれば，細かく1味1味を分類しなくてもよい。

3　配合時の「宜・忌」

　処方を組むときには，配合される生薬の性質を熟知する必要がある。成分間に互いに相乗効果や相殺効果をもたらすものであるか，副作用をもたらすものであるかを確認しなければならない。
　これは，生薬を配合するときの「宜・忌」と呼ばれる。

(1) 宜
　「宜」とは，配合することによって効果が高められ，副作用も抑えられるケースのことであり，最もよい配合になる。中薬学では相須・相使・相畏と呼ばれる。
● **相須**：効能が類似し，配合されると，薬効作用が高められるケースである。たとえば石膏と知母の配合など。
● **相使**：効能は異なるが，配合されると，互いに助け，薬効が高められるケースである。たとえば黄耆と茯苓の配合など。
● **相畏**：配合される生薬が他の生薬の毒性もしくは副作用を軽減することができるケースである。たとえば生姜と半夏の配合など。

(2) 忌
　「忌」とは，配合することによって薬効が低下，もしくは毒性・副作用が強くなるケースで，避けるべき配合である。中薬学では相悪・相反と呼ばれる。
● **相悪**：配合することによって薬効が低下，もしくは薬効を失うケースである。たとえば人参と莱菔子を配合すると，人参の補気作用が低下するといわれている。
● **相反**：配合することによって毒性もしくは副作用が増幅されるケースである。
　このように，処方を配合する際には，できるだけ相須・相使・相畏の生薬を選び，相悪・相反の生薬は避けるべきである。

4　正確に剤型を選ぶ

　外用する際には，皮膚の発疹の違いや炎症の段階によって適切な剤型を選ぶべきである。
● **急性皮膚炎の段階**：紅斑・丘疹など滲出がない場合は，散剤・軟膏・クリームなどが選ばれやすい。水疱・糜爛など滲出が強い場合は，清熱作用・収斂作用・利湿作用がある液剤の湿布や薬浴などが選ばれやすい。

●**慢性皮膚炎の段階**：丘疹・紅斑・紫斑などには，クリーム・軟膏剤・油剤などが選ばれやすい。乾燥性苔癬化・結節・鱗屑などには，軟膏・クリーム・膏薬剤・チンキ剤・燻蒸剤などが選ばれやすい。

2　よく使用される外用治療の剤型と処方

1 粉末剤

「散剤」とも呼ばれ，単味または複方の生薬の細かい粉末を患部に散布する剤型。
●**主な作用**：保護・吸収・乾燥させ，収斂・止痒するなど。
●**主な適応**：滲出がない急性・亜急性の皮膚病変，潮紅の腫れなどに使用される。
●**主な粉末剤**：青黛散・六一散など。
●**使用方法**：滲出がない病変部に散布する。作用部位は浅いため，深部の発疹・瘀・糜爛面には不向きである。

一九散
出典：『経験各種秘方輯要』
組成：細辛 10 g，黄柏 90 g。
製法：混合し細かく粉末にする。
使用方法：適量を患部に付ける。水疱がある場合は水疱を破ってから付ける。
効能：止痛解毒。
適応：ケガ，やけどなど。

一赤散
出典：『証治準縄』瘍医
組成：大黄・赤石脂・煅石膏各等分。
製法：混合し細かく粉末にする。
使用方法：患部に振りかける。
効能：清熱斂瘡。
適応：やけどなど。

黄金散
出典：『普済方』
組成：黄柏 60 g，白芨 120 g。
製法：混合し細かく粉末にする。
使用方法：適量を取り，水を用いてシャーベット状にして患部に塗布する。
効能：清熱涼血，解毒生肌。
適応：やけどなど。

| 黄金散 |

出典：『古今医統大全』

組成：大黄 30 g，海金砂 15 g。

製法：混合し細かく粉末にする。

使用方法：適量を取り，水を用いてシャーベット状にして患部に塗布する。

効能：清熱解毒，祛湿斂瘡。

適応：天疱瘡など。

| 黄柏散 |

出典：『太平聖恵方』

組成：黄柏・白蘞各 15 g。

製法：混合し細かく粉末にする。

使用方法：適量を取り，植物油を用いてシャーベット状にして患部に塗布する。1日2～3回。

効能：清熱解毒，収湿斂瘡。

適応：しもやけの傷口など。

| 黄柏散 |

出典：『普済方』

組成：赤芍薬・白薬子・黄柏・白芷・青黛各等分。

製法：混合し細かく粉末にする。

使用方法：地黄汁・レンコン癤汁と薬末を混合してシャーベット状にして患部に塗布する。滲出がある場合は薬末を患部に振りかける。1日2～3回。

効能：清熱涼血，解毒消腫。

適応：丹毒など。

| 黄柏散 |

出典：『実用中医外科学』

組成：黄柏 30 g，黄連 3 g，アロエ 6 g，蒼朮・滑石各 9 g，松香 12 g，氷片 0.6 g。

製法：混合し細かく粉末にする。

使用方法：患部に振りかける。1日2回。

効能：清熱燥湿。

適応：湿疹，膿疱症など。

| 黄香餅 |

出典：『聖済総録』

組成：黄柏 30 g，鬱金 15 g，乳香 7.5 g，槐花 10 g。

製法：槐花以外の生薬を混合し細かく粉末にする。

使用方法：水で槐花を煎じた薬液で生薬末を混合しシャーベット状にして患部に塗布する。

効能：清熱解毒，燥湿止痛。

適応：毛包瘡瘍。

[黄蓉散]

出典：『瘍医大全』

組成：大黄15g，芙蓉葉30g。

製法：混合し細かく粉末にする。

使用方法：苦茶（プーアル茶）汁でシャーベット状にして患部に塗布する。

効能：清熱解毒，消腫止痛。

適応：湿疹，陽性瘡瘍（丹毒）など。

[黄馬散]

出典：『太平聖恵方』（処方名は『普済方』によるもの）

組成：黄柏15g，馬歯莧30g。

製法：混合し細かく粉末にする。

使用方法：水を用いてシャーベット状にして患部に塗布する。もしくは1回小豆大の量を取り，綿紙で包み，耳の中に入れる。

効能：清熱利湿，解毒止痒。

適応：耳の瘡瘍，湿疹，膿疱症など。

[黄連散]

出典：『太平聖恵方』

組成：黄柏，黄連各30g，蛇床子60g，鉛粉15g。

製法：混合し細かく粉末にする。

使用方法：適量を取り，植物油を用いてシャーベット状にして患部に塗布する。

効能：清熱斂湿，解毒消腫。

適応：熱瘡，膿疱症など。

[化瘀止痛散]

出典：雲南中医医院経験方

組成：桂枝・透骨草・三稜・莪朮各等分。

製法：混合し細かく粉末にする。

使用方法：適量を取り，植物油を用いてシャーベット状にして患部に塗布する。もしくは水で煎じ患部に湿布する。

効能：活血化瘀，通絡止痛。

適応：帯状疱疹，帯状疱疹後神経痛，関節痛など。

[金黄散]

出典：『外科精要』九籥衛生方

組成：黄連・黄芩・黄耆・大黄・黄柏・鬱金各30g，甘草15g，氷片1.5g。

製法：混合し細かく粉末にする。

使用方法：水もしくは蜂蜜水・植物油を用いてシャーベット状にして患部に塗布する。

効能：清熱燥湿，解毒斂瘡。

適応：丹毒，熱毒瘡瘍，湿疹など。

九華粉

出典：『朱仁康臨床経験集』

組成：朱砂18g，月石90g，竜骨120g，貝母18g，滑石620g，氷片18g。

製法：粉末にして混合する。

使用方法：柔らかいブラシに粉末を付け，患部にやさしく擦り付ける。

効能：収斂利湿，止痒。

適応：アレルギー性皮膚炎，脂漏性皮膚炎など。

祛湿散

出典：『趙炳南臨床経験集』

組成：黄連25g，黄柏25g，黄芩150g，檳榔100g。

製法：細かく粉末にする。

使用方法：丘疹・滲出液が少ない場合は患部に振りかける。滲出液が多い場合は植物油を用いてシャーベット状にして患部に塗布する。紅斑を伴う苔癬化など慢性発疹部には，軟膏に混ぜて塗布する。1日1〜2回。

効能：清熱解毒，除湿止痒。

適応：湿疹，皮膚炎，膿疱など。

祛風止痒散

出典：雲南中医医院経験方

組成：山椒・茵蔯蒿・苦参・透骨草各等分。

製法：細かく粉末にする。

使用方法：植物油を用いてシャーベット状にして患部に塗布する。紅斑を伴う苔癬化など慢性発疹部には，軟膏に混ぜて塗布する。もしくは水で煎じ患部に湿布や薬浴をする。1日1〜2回。

効能：清熱除湿，祛風止痒。

適応：湿疹，皮膚炎など。

玉肌散

出典：『外科大成』

組成：緑豆250g，滑石・白芷・白附子各10g。

製法：細かく粉末にする。

使用方法：20gを取り，水に溶かして顔を洗う。もしくは10gを取り，水を用いてシャーベット状にして薄く顔に塗布し，20分後に洗い落とす。1日1回。

効能：祛風美白。

適応：脂漏性皮膚炎，酒皶，色素沈着など。

[玉容散]

出典：『種福堂公選良方』

組成：白僵蚕・白附子・白芷・山奈・硼砂各９ｇ，石膏・滑石各15ｇ，白丁香３ｇ，氷片１ｇ。

製法：混合し細かく粉末にする。

使用方法：就寝前に適量を取り，水を用いてシャーベット状にして薄く顔に塗布する（人乳・牛乳でもよい）。

効能：祛風除湿，潤膚祛斑。

適応：肝斑，黒ずみなど。

[紅珍生肌散]

出典：『臨診一得録』

組成：海螵蛸100ｇ，製乳香・製没薬各30ｇ，血竭10ｇ。

製法：混合し細かく粉末にする。

使用方法：患部に振りかける。１日２～３回。

効能：収斂生肌。

適応：潰瘍面など。

[五竜散]

出典：『外科伝薪』

組成：天南星30ｇ，半夏・当帰・大黄各15ｇ，炒め陳小栗粉（こげ茶色になるまで炒めた陳〈古い〉小麦澱粉）620ｇ。

製法：混合し細かく粉末にする。

使用方法：適量を取り，水を用いてシャーベット状にして患部に塗布する。熱邪が強い場合は芙蓉葉汁で調合する。寒邪が強い場合は生姜汁で調合する。１日１～２回。

効能：化痰消腫，解毒祛瘀。

適応：癰疽，疔毒，瘰癧の初期など。

[五倍子散]

出典：『中医外科臨証集要』

組成：五倍子・牡丹皮・地膚子各15ｇ，蜈蚣１本。

製法：混合し細かく粉末にする。

使用方法：適量を取り，蜂蜜水を用いてシャーベット状にして患部に塗布する。１日１～２回。

効能：軟堅散結，止痒止痛。

適応：瘢痕の腫れ，痛みなど。

[五香散]

出典：『外科正宗』

組成：沈香・檀香・木香・零陵香・麝香各100ｇ。

製法：粉末して混合する。

使用方法：水を用いてシャーベット状にして患部に塗布する。１日２～３回。

効能：殺虫解毒。

適応：白癬など。

☐ 三黄洗剤

出典：『中医外科学』

組成：大黄・黄柏・黄芩・苦参各等分。

製法：混合し細かく粉末にする。

使用方法：できた粉末 10 ～ 15 g を蒸留水 100ml に入れ，石炭酸 1 ml を加え懸濁液をつくる。
　使用時によく振ってから綿棒に薬液を付け患部に塗布する。1 日 4 ～ 5 回。

効能：清熱止痒，収斂。

適応：湿疹，急性皮膚炎，癤など赤い腫れ，滲出など。

☐ 三妙散

出典：『臨診一得録』

組成：黄柏 100 g，牡蛎 200 g，青黛 15 g。

製法：混合し細かく粉末にする。

使用方法：患部に振りかける。糜爛などには適量を取り，植物油を用いてシャーベット状にして患部に塗布する。1 日 2 回。

効能：利湿止痒。

適応：湿疹など。

☐ 三妙散

出典：『医宗金鑑』

組成：檳榔 100 g，蒼朮 100 g，黄柏 100 g。

製法：混合し細かく粉末にする。

使用方法：少量の滲出がある場合は創面に振り付け，痂皮，鱗屑が多い場合はシャーベット状にして患部に塗布する。1 日 1 ～ 2 回。

効能：滲湿止痒。

適応：湿疹，皮膚炎など。

☐ 三黄散

出典：『瘍医大全』

組成：生地黄・蒲黄・牛黄・氷片各等分。

製法：混合し細かく粉末にする。

使用方法：植物油もしくは側柏葉汁を用いてシャーベット状にして患部に塗布する。陰証の場合は生姜汁もしくは葱汁を用いて調合する。1 日 1 ～ 2 回。

効能：清熱解毒

適応：丹毒，瘡瘍など。

三黄二香散

出典：『中医外科外治法』

組成：大黄・黄連・黄柏各 30 g，乳香・没薬各 15 g。

製法：混合し細かく粉末にする。

使用方法：適量を取り，ゴマ油でシャーベット状にして患部に塗布する。1日1～2回。

効能：清熱燥湿，活血止痛。

適応：膿疱瘡，湿疹など。

紫色消腫粉

出典：『趙炳南臨床経験集』

組成：赤芍薬 30 g，当帰 60 g，貫衆 6 g，升麻 30 g，白芷 60 g，紫根・荊芥穂・紫荊皮・紅花・児茶・紅麹・羌活・防風各 15 g。

製法：混合し細かく粉末にする。

使用方法：適量を取り，患部に振りかける。もしくは蜂蜜水でシャーベット状にして患部に塗布する。1日1～2回。

効能：散風活血，化瘀消腫。

適応：丹毒，結節性紅斑など。

七厘散

出典：『良方集腋』

組成：血竭 30 g，児茶 6 g，紅花 3 g，朱砂 3.6 g，乳香 3 g，没薬 3 g，麝香 0.4 g，氷片 0.4 g

製法：細かい粉末に砕き混合する。

使用方法：酒で混ぜ，シャーベット状にして患部に塗る。1日1～2回。

効能：活血化瘀，止血解毒。

適応：傷口，出血など。

七白散

出典：『永類鈐方』

組成：白薟・白朮・白牽牛・白附子・白芷・白芍薬・白僵蚕各等量。

製法：生薬を細かく粉末にする。

使用方法：適量を取り，水に溶かして顔を洗う。1日2回。

効能：疏風通絡，化瘀消斑。

適応：肝斑など。

七宝散

出典：『御薬院方』

組成：黄耆・当帰・防風・荊芥・地骨皮・木通各 60 g，明礬 30 g。

製法：生薬を細かく粉末にする。

使用方法：1回 30 g の薬末を取り，800ml の水で5回ほど沸騰させ，温度が下がってから患部に湿布もしくは患部を洗う。

効能：祛風利湿，止痒定痛。

適応：あせも，湿疹など。

[湿疹粉]

出典：『朱仁康臨床経験集』

組成：煅石膏末 310 g，明礬末 150 g，白芷末 60 g，氷片 15 g。

製法：混合し細かく粉末にする。

使用方法：適量を取り，患部に振りかける。もしくは植物油を用いてシャーベット状にして患部に塗布する。1日1～2回。

効能：斂湿止痒。

適応：湿疹，足白癬など。

[湿疹散]

出典：『中医皮膚病診療学』

組成：黄芩・煅石膏末各 150 g，寒水石 250 g，五倍子 125 g。

製法：混合し細かく粉末にする。

使用方法：適量を取り，患部に振りかける。もしくは植物油を用いてシャーベット状にして患部に塗布する。1日1～2回。

効能：利湿解毒，収斂止痒。

適応：湿疹，感染性皮膚疾患など。

[湿疹散]

出典：雲南中医医院経験方

組成：黄柏 100 g，白芷 50 g，荊芥 50 g，蒼朮 00 g

製法：混合し細かく粉末にする。

使用方法：適量を取り，患部に振りかける。もしくは植物油を用いてシャーベット状にして患部に塗布する。もしくは水で煎じ，患部に湿布や薬浴をする。1日1～2回。

効能：利湿解毒，収斂止痒。

適応：湿疹，感染性皮膚疾患など。

[敷薬散]

出典：『慈禧光緒医方選義』

組成：緑豆 30 g，蟬退 3 g，荊芥穂・沢蘭・連翹・白芷・蔓荊子各 9 g，秦皮・夏枯草各 6 g。

製法：混合し細かく粉末にする。

使用方法：1回9～12 g を取り，淡蜂蜜水を用いてシャーベット状にして患部に塗布する。1日1～2回。

効能：祛風清熱，消腫止痛。

適応：丹毒，癰腫など。

敷薬解毒散

出典：『聖済総録』

組成：大黄・黄柏・山梔子・寒水石各等量。

製法：混合し細かく粉末にする。

使用方法：適量を取り，水を用いてシャーベット状にして患部に塗布する。もし滲出が強い場合は植物油を用いてシャーベット状にして患部に塗布する。1日1～2回。

効能：清熱解毒，涼血散瘀。

適応：瘡瘍，癰腫など。

潤膚止痒散

出典：雲南中医医院経験方

組成：藿香・香薷・茵蔯蒿・透骨草各等量。

製法：混合し細かく粉末にする。

使用方法：適量を取り，水を用いてシャーベット状にして患部に塗布する。もし滲出が強い場合は植物油を用いてシャーベット状にして患部に塗布する。もしくは煎じて患部に湿布や薬浴をする。1日1～2回。

効能：清熱潤膚，解毒止痒。

適応：白癬，脂漏性皮膚炎，慢性湿疹など。

蛇床子散

出典：『青囊秘伝』

組成：蛇床子1,000 g，黄柏1,000 g，石膏末2,000 g。

製法：混合し細かく粉末にする。

使用方法：適量を取り，ゴマ油を用いてシャーベット状にして患部に塗布する。

効能：清熱解毒，燥湿止痒。

適応：湿疹，膿疱症など。

拯損膏

出典：『証治準縄』

組成：天花粉・芙蓉葉・紫金皮・赤芍薬・天南星・独活・当帰・白芷各30 g，牡丹皮15 g。

製法：混合し細かく粉末にする。

使用方法：適量を取り，生姜汁を用いてシャーベット状にして患部に塗布する。1日2～3回。

効能：疏風活血，消腫祛瘀。

適応：打撲などの痛み。

珠黄散

出典：『和剤局方』

組成：牛黄，珍珠等量。

製法：細かく粉末にする。

使用方法：適量を取り患部に付ける。1日2～3回。

効能：解毒生肌。

適応：口内炎，粘膜部疾患。

清熱止痒散

出典：雲南中医医院経験方

組成：白頭翁・竜胆草・苦参・仙鶴草各等分。

製法：細かく粉末にする。

使用方法：適量を取り，水もしくはゴマ油を用いてシャーベット状にして患部に塗布する。もしくは水で煎じて患部に湿布や薬浴をする。1日2〜3回。

効能：清熱解毒，除湿止痒。

適応：湿疹など。

青柏散

出典：『中医皮膚病学簡編』

組成：青黛・黄柏各15ｇ，五倍子・児茶各10ｇ，乳香・没薬各6ｇ，氷片3ｇ。

製法：混合し細かく粉末にする。

使用方法：ゴマ油を用いてシャーベット状にして患部に塗布する。

効能：清熱燥湿，行気活血，斂瘡生肌。

適応：湿疹，陽性瘡瘍，糜爛・潰瘍など。

青黛散

出典：『中医外科講義』

組成：青黛60ｇ，石膏120ｇ，滑石120ｇ，黄柏60ｇ。

製法：細かく粉末にする。

使用方法：適量を取り，患部に振りかける，もしくはゴマ油を用いてシャーベット状にして患部に塗布する。1日2〜3回。

効能：清熱解毒，除湿止痒。

適応：湿疹など。

青白散

出典：『朱仁康臨床経験集』

組成：青黛30ｇ，海螵蛸90ｇ，鍛石膏370ｇ，氷片3ｇ。

製法：混合し細かく粉末にする。

使用方法：滲出性の患部には振りかける。乾燥性の患部にはゴマ油を用いてシャーベット状にして患部に塗布する。

効能：袪湿止痒，解毒消腫。

適応：湿疹，やけどなど。

青敷薬

出典：『外科伝薪集』

組成：大黄240g，姜黄・黄柏各120g，白芷・青黛・白芨・陳皮各60g，天花粉・甘草各30g。

製法：混合し細かく粉末にする。

使用方法：患部に振りかける。

効能：清熱解毒，祛瘀消腫。

適応：瘡瘍，傷口が修復しにくい場合など。

双柏散

出典：『外科学』

組成：側柏葉200g，黄柏100g，大黄200g，薄荷100g，沢蘭100g。

製法：細かく粉末にする。

使用方法：適量を取り，水もしくは蜂蜜水を用いてシャーベット状にして患部に塗布。1日1〜2回。

効能：活血化瘀，消腫止痛。

適応：ケガ，腫れ痛みなど。

寸金散

出典：『瘍医大全』

組成：天花粉60g，赤芍薬・白芷・姜黄・白芨・芙蓉葉各30g。

製法：混合し細かく粉末にする。

使用方法：適量を取り，生姜汁1ml，茶2mlで混ぜて癰疽部に塗布する。1日1〜2回。

効能：清熱解毒，散瘀消腫。

適応：癰疽，腫れなど。

丁桂散

出典：『臨診一得録』

組成：丁子100g，桂皮100g

製法：混合し細かい粉末にする。

使用方法：硬膏の上に振りかけ，患部に貼り付ける。

効能：温陽活血，消腫止痛

適応：陰性癰疽

顛倒散

出典：『医宗金鑑』

組成：大黄・硫黄各等分。

製法：細かく粉末にする。

使用方法：水を用いてシャーベット状にして患部に塗布する。1日1〜2回。

効能：解毒殺虫。

適応：ニキビ，酒皶，脂漏性皮膚炎，疥癬など。

|二白散|

出典：『外科大成』

組成：天南星・貝母各等分。

製法：混合し細かく粉末にする。

使用方法：卵白1と酢1を用いてシャーベット状にして患部に塗布する。

効能：化痰消腫。

適応：痰核（体表の結節，腫瘍など）など。

|二白散|

出典：『趙炳南臨床経験集』

組成：白石脂30g，白蘞30g，苦杏仁30g。

製法：混合し細かく粉末にする。

使用方法：卵白を用いてシャーベット状にしてから患部に塗布する。

効能：祛湿，散風，化瘀。

適応：ニキビ，酒皶など。

|二妙散|

出典：『丹渓心法』

組成：黄柏・蒼朮各等分。

製法：混合し細かく粉末にする。

使用方法：ゴマ油を用いてシャーベット状にして患部に塗布する。

効能：清熱利湿。

適応：湿疹，丹毒，脚気（水虫）など。

|二美散|

出典：『外科証治全生集』

組成：呉茱萸・硫黄各等分。

製法：混合し細かく粉末にする。

使用方法：ゴマ油を付けてから適量の薬の粉末を手掌で混ぜ，患部に塗り付ける。1日2〜3回。

効能：燥湿解毒，殺虫止痒。

適応：疥癬など。

|二黄散|

出典：『聖済総録』

組成：大黄・黄連・山梔子・連翹・白芷・青黛各30g。

製法：混合し細かく粉末にする。

使用方法：水を用いてシャーベット状にして患部に塗布，もしくは粉末のまま患部に擦り付ける。

効能：清熱利湿，涼血解毒。

適応：湿疹，瘡瘍など。

二黄散

出典：『癘疽神験秘方』

組成：黄柏・大黄各等分。

製法：混合し細かく粉末にする。

使用方法：酢を用いてシャーベット状にして患部に塗布する。

効能：清熱瀉火，解毒消腫。

適応：瘡瘍，湿疹など。

二霊丹

出典：『瘍医大全』

組成：児茶3g，氷片1g

製法：細かく粉末にする。

使用方法：患部を清潔にしてから薬の粉末を患部に擦り付ける。

効能：利湿解毒，斂瘡止痒。

適応：下疳（梅毒）初期など。

如聖散

出典：『仁術便覧』

組成：羌活3g，蒼朮2.5g，防風2.5g，五倍子9g，黄柏15g。

製法：生薬を黄色くなるまで炒め，細かく粉末にする。

使用方法：滲出性の患部には振りかける。乾燥性病変には植物油を用いてシャーベット状にして患部に塗布する。1日2～3回。

効能：祛風清熱，燥湿解毒。

適応：膿疱症など。

如意金黄散

出典：『外科正宗』

組成：天南星・陳皮・蒼朮・甘草各100g，天花粉500g，黄柏・大黄・白芷・姜黄各250g。

製法：混合し細かく粉末にする。

使用方法：適量を取り，急性炎症・赤い腫れ・癰・癤・丹毒などには新鮮な馬歯莧汁，もしくは新鮮な大青葉汁，もしくは新鮮なヘチマ汁，もしくは茶水を用いてシャーベット状にして患部に塗布する。やけどなどにはゴマ油を用いてシャーベット状にして患部に塗布する。陰疽の場合は酢または酒，もしくは植物油を用いてシャーベット状にして患部に塗布する。瘰癧など結節性病変にはワセリン8，薬粉2の割合で軟膏状にして患部に塗布する。

効能：清熱解毒，祛瘀化痰，止痛消腫。

適応：各種陽性の瘡瘍・湿疹，局部の発赤・腫れ・痛みなど。

八仙散

出典：『外科精義』

組成：細辛・荊芥・白芷・川芎・黄芩・防風・甘草・地骨皮各等分。

製法：混合し細かく粉末にする。

使用方法：1回60gを水600mlで煎じ，10回沸騰させ温度が下がってから患部に湿布もしく
　　は薬浴する。1日2回。

効能：祛風解毒，利湿止痒。

適応：蕁麻疹，疥癬，脂漏性皮膚炎，湿疹など。

八白散

出典：『衛生宝鑑』

組成：白丁香・白芨・白僵蚕・白牽牛・白蒺藜・升麻各90g，山奈・白蔹・白芷各60g，白附子・
　　茯苓各15g。

製法：細かく粉末にする。

使用方法：就寝前に適量を取り，水を用いてシャーベット状にして薄く顔に塗布し，翌朝洗い
　　落とす。

効能：祛風燥湿，潤膚美白。

適応：肝斑，ニキビなど。

芙蓉散

出典：『張賛臣臨床経験選集』

組成：芙蓉葉500g，赤小豆粉60g，陳小栗粉（黄色くなるまで炒める）60g。

製法：混合し細かく粉末にする。

使用方法：蜂蜜水もしくは茶水を用いてシャーベット状にして患部に塗布する。1日2〜3回。

効能：清熱消腫。

適応：陽性瘡瘍など。

文蛤散

出典：『外科啓玄』

組成：五倍子・玄胡索・明礬各3g。

製法：混合し細かく粉末にする。

使用方法：患部に振りかける。1日1〜2回。

効能：除湿斂瘡。

適応：痔など。

馬歯莧粉

出典：『中医皮膚病学簡編』

組成：馬歯莧・蛇床子・側柏葉・絲瓜葉・芙蓉葉・蛤粉・苦参・大黄・小麦粉各20g，明礬・
　　炉甘石・甘草各10g。

製法：混合し細かく粉末にする。

使用方法：滲出性疾患には直接患部に振りかける。乾燥性病変にはワセリンと混合し患部に塗
　　布する。1日1〜2回。

効能：清熱解毒，除湿収斂。

適応：湿疹など。

六味消風痰散
出典：『千金珍秘方選』
組成：川鬱金・五倍子・半夏・天南星各9g，土貝母6g，姜黄5g。
製法：混合し細かく粉末にする。
使用方法：蜂蜜水を用いてシャーベット状にして患部に塗布する。
効能：祛風化痰，解鬱散結。
適応：風痰結核など。

2 液剤

　薬液を用いて患部に湿布や塗布したり，入浴させるなどの方法である。生薬を煎じ抽出した液体のものと，水に不溶性の粉を混ぜる液体のもの（懸濁剤）がある。懸濁剤の場合はよく振ってから使用する。

- **主な作用**：清熱解毒・利湿消腫・祛風止痒・殺虫去腐など。
- **主な適応**：赤い浮腫・滲出など，急性炎症性皮膚病変に使用することが多い。たとえば湿疹など。
- **主な液剤**：苦参洗剤・三黄洗剤・馬歯莧洗剤など。
- **使用方法**：薬液を含んだガーゼを，薬液が垂れることがないよう軽く絞ってから，患部に載せて湿布する。10〜15分ほどの間隔で交換する。1回の湿布時間は発疹の状態によって30分〜1時間程度行う。炎症が激しいときには交換の回数を増やす。

　湿布の温度は，室温で行うことを勧めたいが，患部の皮膚温が高く，腫れが激しいときには10℃程度までの冷湿布を行うことができ，逆に寒冷性の発疹には40〜50℃程度までの温湿布も行うことができる。

　塗布する場合は，薬液を直接患部に塗りつける。懸濁剤の場合は患部を乾燥させる。清涼止痒の作用があり，毛髪部や糜爛面は避けるべきである。

　広範囲の発疹がある場合の薬浴は，煎じた薬液を浴槽に入れて体を洗う方法で行う。その時の水温はぬるま湯（38℃程度）を勧めたい。

　液剤の変形として，ローションやスプレーもあり，これは保湿成分を強化させる剤型で，被髪部（頭部など）にも適する。

アロエ洗剤
出典：『中医皮膚病学簡編』
組成：アロエ・明礬各9g，黄柏・苦参・蛇床子各30g，荊芥・防風各15g。
製法：水で煎じる。
使用方法：患部を薬浴する。
効能：祛風殺虫止痒，清熱燥湿解毒。
適応：疥癬，白癬感染症など。

[陰痒外洗煎]

出典：『張賛臣臨床経験選集』

組成：威霊仙・蛇床子・当帰・苦参各9ｇ，砂仁殻6ｇ，土大黄30ｇ，胡葱頭30ｇ。

製法：水で煎じる。

使用方法：坐浴。1日2～3回。

効能：除湿，殺虫止痒。

適応：陰嚢湿疹，会陰部瘙痒など。

[黄芩湯]

出典：『太平聖恵方』

組成：黄芩・白芷・天花粉・甘草・当帰各30ｇ，大黄90ｇ。

製法：水1,400mlで600mlになるまで煎じる。

使用方法：患部に薬液を湿布，もしくは薬浴する。1日2回。

効能：清熱燥湿，解毒消腫。

適応：陽性瘡瘍，湿疹など。

[黄連湯]

出典：『古今録験』

組成：黄連56ｇ，芒硝70ｇ。

製法：水1,600mlで800mlになるまで煎じる。

使用方法：患部に薬液を湿布，もしくは薬浴する。1日2回。

効能：解毒疏風，清熱消瘡。

適応：蕁麻疹，風痒疹など。

[黄連湯]

出典：『太平聖恵方』

組成：黄連60ｇ，甘草60ｇ，苦参150ｇ，乾燥柳枝一握り。

製法：生薬を刻んで細かく粉末にする。

使用方法：1回90ｇを取り，水1,000mlで600mlになるまで煎じる。患部に湿布する。1日2回。

効能：清熱燥湿，解毒斂瘡。

適応：膿疱症など。

[黄丁水洗剤]

出典：『中医皮膚病診療学』

組成：黄精30ｇ，丁香15ｇ。

製法：水1,000～1,500mlで煎じる。

使用方法：患部に湿布，もしくは薬浴する。1日1～2回。

効能：殺虫止痒。

適応：手足白癬など。

活血止痛散

出典：『実用中医外科学』

組成：透骨草 30 g，川棟子・当帰尾・姜黄・威霊仙・川牛膝・羌活・白芷・蘇木・五加皮・紅花・土茯苓各 15 g，山椒・乳香各 6 g。

製法：水で煎じる。

使用方法：患部を洗う。1 日 1 ～ 2 回。

効能：舒筋活血，消腫止痛。

適応：打撲，レイノー現象，脈管炎の痛みなど。

葛根洗剤

出典：『趙炳南臨床経験集』

組成：葛根 20 g，百部 20 g，明礬 20 g，水 1,000ml。

製法：20 分程度煎じる。

使用方法：手浴もしくは足湯をする。1 回 20 分，1 日 2 回。

効能：清熱利湿，止汗止痒。

適応：汗疱疹，手足の多汗症など。

藿香洗剤

出典：『外傷科学』

組成：藿香 30 g，黄精・大黄・明礬各 12 g，黒酢 500 g。

製法：生薬を混合し細かく刻んで，黒酢に入れて 1 週間漬けておく。その後薬滓を捨てる。

使用方法：患部を洗う。1 日 2 ～ 3 回。

効能：殺虫止痒。

適応：手足の白癬など。

外用消毒薬

出典：『御薬院方』

組成：牛蒡子・葛根・升麻・地骨皮・蒲公英・甘草・金銀花各等分。

製法：混合し細かく粉末にする。

使用方法：1 回 15 g を取り，水 200ml で 10 回程度沸騰させる。患部に湿布する。

効能：清熱解毒，散結消腫。

適応：瘡瘍，腫れなど。

甘草湯

出典：『太平聖恵方』

組成：甘草・黄芩・大黄・黄連・当帰各 30 g，芒硝 60 g。

製法：芒硝を除く他の薬を混合し，1,200ml の水で 600ml になるまで煎じ，芒硝を入れさらに沸騰させる。薬液を患部に湿布，もしくは薬浴する。1 日 1 ～ 2 回。

効能：清熱解毒，散瘀消腫。

適応：瘡瘍，丹毒など。

[甘草芍薬湯]

出典：『普済方』

組成：甘草・芍薬・白蘞・黄芩・黄連・黄柏・苦参各15ｇ。

製法：水で煎じる，もしくは混合し細かく粉末にする。

使用方法：煎じ液を患部に湿布する。もしくは蜂蜜水を用いて粉末をシャーベット状にして患部に塗布する。1日1〜2回。

効能：清熱解毒，祛湿止痒。

適応：膿疱疹，水疱症など。

[却毒湯]

出典：『医宗金鑑』

組成：瓦松・馬歯莧・甘草・五倍子・山椒・蒼朮・防風・葱白・枳殻・側柏葉各15ｇ，芒硝30ｇ。

製法：水1,250mlで半分になるまで煎じる。

使用方法：薬液の蒸気を患部に当ててから患部を洗う。1日2〜3回。

効能：清熱解毒，燥湿祛風，消腫斂瘡。

適応：痔など。

[苦参湯]

出典：『和剤局方』

組成：苦参30ｇ，防風・露蜂房・甘草各60ｇ。

製法：3〜4Lの水で煎じる。

使用方法：薬液を用いて患部を薬浴する。

効能：祛風燥湿，解毒消腫。

適応：ニキビ，あせも，会陰部瘙痒，湿疹など。

[苦参湯]

出典：『厳氏済生方』『赤水玄珠』

組成：苦参・蛇床子・明礬・荊芥各等分。

製法：水で煎じる。

使用方法：患部を洗う。

効能：清熱斂湿，祛風止痒。

適応：疥瘡，天疱瘡など。

[苦参湯]

出典：『瘍科心得集』

組成：苦参60ｇ，蛇床子・白芷・金銀花・野菊花・黄柏・地膚子・大菖蒲各15ｇ。

製法：水で煎じる。

使用方法：使用する際に，豚の胆汁を適量入れる（省略してもよい）。患部を薬浴する。

効能：清熱除湿，解毒殺虫，祛風止痒。

適応：各種の疥癬・風癬など。

苦参水

出典：『中医皮膚病学簡編』

組成：苦参 90 g，野菊花 15 g，白鮮皮 10 g。

製法：水で煎じる。

使用方法：頭を薬浴する。1 日 2 回。

効能：清熱解毒，祛風利湿。

適応：頭部の脂漏性皮膚炎など。

苦参湯

出典：日本・一般用漢方処方

組成：苦参 10 g。

製法：水で煎じる。

使用方法：患部に湿布する。

効能：清熱燥湿，解毒殺虫。

適応：湿熱瘡毒，湿疹，ただれ，あせも，痒みなど。

苦参煎

出典：『産科発蒙』

組成：苦参 15 g，防風・鼠曲草・荊芥・野菊花・蛇床子各 7.5 g。

製法：水で煎じる。

使用方法：患部に湿布もしくは薬浴する。1 日 1 〜 2 回。

効能：祛風利湿，解毒殺虫。

適応：女性の会陰部の瘡瘍，湿疹など。

苦参湿敷法

出典：『中医皮膚病学簡編』

組成：苦参 62 g，蒼朮 15 g，黄柏 15 g，白鮮皮 6 g，山豆根 12 g，冬桑葉 12 g。

製法：水 500ml で煎じる。

使用方法：患部に湿布する。1 日 2 〜 3 回。

効能：清熱斂湿，解毒止痒。

適応：湿疹など。

苦参洗剤

出典：『中医皮膚病学簡編』

組成：苦参・蛇床子・蒼耳子・紫蘇葉各 31 g，薄荷・明礬各 15 g。

製法：水で煎じる。

使用方法：患部に湿布する。1 日 2 〜 3 回。

効能：祛湿止痒。

適応：湿疹，瘙痒性皮膚病など。

解毒洗薬

出典：『実用中医外科学』

組成：蒲公英 30 g，苦参・黄柏・連翹・木鼈子各 12 g，金銀花・白芷・赤芍薬・牡丹皮・甘草各 9 g。

製法：水で煎じる。

使用方法：患部に湿布もしくは薬浴する。1 日 1 ～ 2 回。

効能：清熱解毒，活血消腫，祛腐排膿。

適応：瘡瘍，化膿性皮膚疾患など。

香木洗剤

出典：『中医皮膚病学簡編』

組成：香附子 30 g，木賊 36 g，板藍根 30 g。

製法：水で煎じる。

使用方法：患部に湿布もしくは薬浴する。

効能：清熱解毒。

適応：扁平疣贅など。

香木水洗剤

出典：『中医皮膚病診療学』

組成：木賊・香附子・地膚子各 30 g，細辛 9 g。

製法：水 1,000 ～ 1,500ml で強火で 10 分沸騰させる。

使用方法：患部に湿布もしくは薬浴する。

適応：扁平疣贅，尋常性疣贅，会陰部の瘙痒症など。

五倍子湯

出典：『瘍科選粋』

組成：五倍子・芒硝・桑寄生・蓮房・荊芥各 30 g。

製法：水で煎じる。

使用方法：薬液で患部を洗う。もしくは湿布・坐浴など。1 日 1 ～ 2 回。

効能：消腫止痛，収斂止血。

適応：会陰部の湿疹，痔など。

紫草洗方

出典：『趙炳南臨床経験集』

組成：紫根 30 g，茜草・白芷・赤芍薬・蘇木・紅花・厚朴・絲瓜絡・木通各 15 g。

製法：2,000 ～ 2,500ml の水で 15 ～ 20 分煎じる。

使用方法：患部に塗布もしくは薬浴する。1 日 2 ～ 3 回。

効能：行気活血，化瘀消斑。

適応：肝斑，炎症による黒皮症，色素沈着，下腿の結節性紅斑，静脈瘤など。

[脂漏性皮膚炎洗剤]
出典：『朱仁康臨床経験集』
組成：蒼耳子30ｇ，苦参15ｇ，王不留行30ｇ，明礬9ｇ。
製法：洗面器半分の水で煎じる。
使用方法：薬液で顔や頭部などの患部を洗う。1回15分程度，1日2回。
効能：収斂除湿，止痒。
適応：脂漏性皮膚炎など。

[椒艾湯]
出典：『楊氏家蔵方』
組成：石菖蒲30ｇ，山椒7.5ｇ，艾葉7.5ｇ，葱白7握り。
製法：600mlの水で数回沸騰させる。
使用方法：患部に湿布もしくは薬浴する。1日2～2回。
効能：祛湿，殺虫止痒。
適応：下半身の湿疹，瘡疥，足の白癬など。

[椒柏洗剤]
出典：『中医皮膚病学簡編』
組成：山椒・黄柏・蛇床子各15ｇ，蒼朮・石菖蒲各12ｇ，荊芥・金銀花・連翹・白芷・蟬退各9ｇ，
　明礬・刺蒺藜・甘草各6ｇ。
製法：水で煎じる。
使用方法：患部に湿布もしくは薬浴する。1日2～3回。
効能：祛風清熱，燥湿斂瘡。
適応：湿疹など。

[蛇床子洗剤]
出典：『中医皮膚病学簡編』
組成：蛇床子30ｇ，苦参30ｇ，威霊仙10ｇ，蒼朮10ｇ，明礬10ｇ。
製法：水で煎じる。
使用方法：患部に湿布もしくは薬浴する。
効能：清熱利湿，止痒。
適応：湿疹など。

[蛇床子湯]
出典：『普済方』
組成：蛇床子・呉茱萸・荊芥・細辛各等分。
製法：適量を取り，水で煎じる。
使用方法：患部に湿布もしくは薬浴する。
効能：祛風除湿，散寒暖肝。
適応：陰嚢湿疹，痒みなど。

> 蛇床子湯

出典：『外科正宗』

組成：蛇床子・当帰尾・威霊仙・苦参各 15ｇ。

製法：水 1,500ml で煎じる。

使用方法：患部を薬浴する。 1 日 1 〜 2 回。

効能：祛風燥湿止痒。

適応：陰嚢湿疹，会陰部瘙痒，湿疹など。

> 蛇床子湯

出典：『医宗金鑑』

組成：威霊仙・蛇床子・当帰尾・土大黄・苦参各 15ｇ，縮砂仁 9ｇ，葱頭 7 個。

製法：水 1,250ml で煎じる。

使用方法：患部を薬浴する。 1 日 1 〜 2 回。

効能：祛風燥湿，解毒止痒。

適応：陰嚢湿疹，会陰部の糜爛，子宮脱出，皮膚瘙痒など。

> 静脈炎洗剤

出典：『中医外科心得集』

組成：桑枝・芒硝・蘇木・当帰・透骨草，苦参各 30ｇ，紅花 15ｇ。

製法：水で煎じる。

使用方法：患部に湿布もしくは薬浴する。 1 日 1 回。

効能：活血通絡，消腫止痛。

適応：深部静脈炎など。

> 止痒祛湿洗剤

出典：『中医外科外治方』

組成：防風・蒲公英各 12ｇ，地膚子・白鮮皮各 9ｇ，金銀花 15ｇ，薄荷・甘草各 6ｇ。

製法：水で煎じる。

使用方法：薬液を用いて患部に湿布，もしくは薬浴する。 1 日 2 〜 3 回。

効能：清熱祛風，祛湿止痒。

適応：湿疹など。

> 止痒洗剤Ⅰ号

出典：『中医外科外治法』

組成：苦参・百部各 120ｇ，蛇床子・威霊仙・蘇葉各 60ｇ，山椒 30ｇ。

製法：水で煎じる。

使用方法：患部を薬浴，もしくは患部に湿布する。 1 日 1 〜 2 回。

効能：疏風止痒。

適応：皮膚瘙痒症，湿疹，蕁麻疹など。

[止痒洗剤Ⅲ号]

出典：『中医外科外治法』

組成：馬歯莧・蒲公英各 120 g，明礬 12 g，黄柏 60 g，白鮮皮 15 g，地膚子 30 g。

製法：2,500ml の水で煎じる。沸騰すればよい。

使用方法：薬液で患部を薬浴，もしくは湿布する。1 日 2 ～ 3 回。

効能：清熱解毒，除湿止痒。

適応：膿疱疹，癤，湿疹など。

[洗疣方]

出典：雲南中医医院

組成：敗醬草・地膚子・香附子・木賊草各等分。

製法：細かく粉末にする。

使用方法：適量を取り，ゴマ油でシャーベット状にして患部に塗布する。もしくは水で煎じ患部に湿布や薬浴をする。1 日 2 ～ 3 回。

効能：清熱解毒，除湿止痒。

適応：扁平疣贅，尋常性疣贅，ウイルス感染症など。

[地膚子洗剤]

出典：『中医皮膚病学簡編』

組成：地膚子 12 g，防風・独活・荊芥・白芷・赤芍薬・山椒・桑白皮・苦参各 10 g。

製法：1,500ml の水で煎じる。

使用方法：患部に湿布する。1 日 1 ～ 2 回。

効能：清熱燥湿，祛風止痒。

適応：皮膚瘙痒症，蕁麻疹など。

[蒼膚水洗剤]

出典：『中医皮膚病診療学』

組成：蒼耳子・地膚子・威霊仙・艾葉・呉茱萸各 15 g。

製法：水で煎じる。

使用方法：患部を薬浴もしくは湿布する。1 日 2 ～ 3 回。

効能：祛風解毒，殺虫止痒。

適応：掌蹠膿疱症，湿疹，感染性皮膚病など。

[蒼膚洗剤]

出典：『趙炳南臨床経験集』

組成：蒼耳子・蛇床子・地膚子・土槿皮・百部各 30 g，苦参・明礬各 15 g。

製法：水で煎じる。

使用方法：患部に湿布もしくは薬浴する。1 日 1 ～ 2 回。

効能：除湿解毒，殺虫止痒。

適応：湿疹，手足白癬など。

⬚ 燥湿洗薬

出典：『実用中医外科学』

組成：白鮮皮・馬歯莧・苦参各30ｇ，黄柏・蒼朮各15ｇ。

製法：水で煎じる。

使用方法：患部に湿布もしくは薬浴する。１日２～３回。

効能：清熱燥湿。

適応：湿疹，脂漏性皮膚炎など。

⬚ 洗風散

出典：『楊氏家蔵方』

組成：荊芥120ｇ，苦参120ｇ，防風・川芎・当帰・白蒺藜・白芷・地楡・地骨皮・黄柏各60ｇ。

製法：混合し細かく粉末にする。

使用方法：１回15ｇを取り，水1,500ml で強火で５回程度沸騰させ，温度が下がってから患部
　　　　　に湿布もしくは薬浴する。１日２回。

効能：祛風清熱，燥湿止痒。

適応：蕁麻疹，皮膚瘙痒症など。

⬚ 洗毒湯

出典：『外科精義』

組成：苦参・防風・炙甘草・露蜂房・白芷各等分。

製法：水で煎じる。

使用方法：患部に湿布もしくは薬浴する。１日２～３回。

効能：祛風斂湿，解毒消腫。

適応：瘡瘍，腫れ，外陰潰瘍など。

⬚ 洗疳湯

出典：『万病回春』

組成：黄連・瓦松・山椒・葱頭・艾葉・川楝子各等分。

製法：水で煎じる。

使用方法：患部を薬浴する。１日２～３回。

効能：清熱解毒，燥湿殺虫。

適応：梅毒の会陰部の潰瘍など。

⬚ 大黄湯

出典：『聖済総録』

組成：大黄15ｇ，桂枝20ｇ，桃仁30ｇ。

製法：刻んだものをガーゼで包み，1,000ml の水で500ml になるまで煎じる。

使用方法：煎じた薬液で患部に湿布する。１日１～２回。

効能：潤燥養膚。

適応：乾燥肌，魚鱗癬など。

透骨草方

出典：『趙炳南臨床経験集』

組成：透骨草・側柏葉各 120 g，皂角 60 g，明礬 9 g。

製法：水で煎じる。

使用方法：薬液で患部を洗う。1 日 1 回。

効能：祛湿止痒。

適応：脂漏性皮膚炎，脂漏性脱毛など。

透骨草水洗剤

出典：『中医皮膚病診療学』

組成：透骨草 120 g，皂角・王不留行各 60 g。

製法：水で煎じる。

使用方法：薬液で患部を洗う。1 日 1 回。

効能：疏風，除脂，止痒。

適応：脂漏性皮膚炎，脂漏性脱毛など。

溻痒湯

出典：『中医外科臨証集要』

組成：威霊仙 20 g，苦参 30 g，蛇床子 30 g，蒲公英 15 g，鶴虱 15 g，土茯苓 24 g，地楡 15 g，当帰尾 15 g。

製法：水で煎じる。

使用方法：患部に湿布もしくは薬浴する。1 日 1〜2 回。

効能：清熱解毒，殺虫止痒。

適応：会陰部の瘙痒，真菌感染症など。

溻腫湯

出典：『外科精義』

組成：芍薬・丹参・黄芩・白蘞各等分。

製法：混合し細かく粉末にし，15 g を取り，水 500ml で 10 回沸騰させる。

使用方法：患部に湿布もしくは薬浴する。1 日 2〜3 回。

効能：解毒活血，消腫止痛。

適応：会陰部の潰瘍など。

二礬湯

出典：『外科正宗』

組成：明礬 120 g，皂礬 120 g，児茶 15 g，側柏葉 240 g

製法：2,500ml の水で煎じる。

使用方法：まず桐オイルを患部に塗り付け，その後，桐オイルを付けた灸が燃えた煙を 3〜5 分患部に当てる。最後に煎じた薬液で患部を洗う。

効能：解毒燥湿，殺虫止痒

適応：鵝掌風，苔癬化局面，亀裂鱗屑など。

[馬蛇湯]

出典：『中医外科臨証集要』

組成：馬歯莧・蛇床子・苦参各30g，威霊仙20g，土茯苓25g，大黄15g。

製法：水で煎じる。

使用方法：4～5枚のガーゼを重ね，薬液を含ませて患部に湿布する。1日2～3回。

効能：除湿消腫，解毒止痒。

適応：湿疹，瘙痒性疾患など。

[白芷洗剤]

出典：『中医皮膚病診療学』

組成：白芷60g，厚朴30g。

製法：水で煎じる。

使用方法：薬液で患部を洗う。

効能：散風，祛脂，止痒。

適応：脂漏性皮膚炎，脂漏性脱毛など。

[馬歯莧洗剤]

出典：『中医皮膚病学簡編』

組成：馬歯莧30g，蒼朮10g，苦参15g，細辛6g，陳皮15g，露蜂房10g，蛇床子12g，白芷10g。

製法：水で煎じる。

使用方法：患部に湿布もしくは薬浴する。1日2～3回。

効能：清熱利湿，解毒散結。

適応：扁平疣贅など。

[馬歯莧湿布剤]

出典：張作舟経験方

組成：馬歯莧・苦参・蒼朮各15g，白鮮皮30g。

製法：水で煎じる。

使用方法：薬液で患部に湿布する。1日1～2回。

効能：解毒利湿，収斂止痒。

適応：湿疹，急性炎症性皮膚疾患など。

[馬歯莧洗方]

出典：『趙炳南臨床経験集』

組成：馬歯莧60g（新鮮な場合は250g）。

製法：2,000mlの水で20分煎じる。

使用方法：薬液で患部に湿布する。1日2～3回。

効能：清熱解毒，除湿止痒。

適応：湿疹，丹毒，膿疱瘡など。

復方馬歯莧洗方

出典：『趙炳南臨床経験集』

組成：馬歯莧・蒲公英・紫花地丁各120ｇ，明礬12ｇ。

製法：2,500 ～ 3,000ml の水で30 分程度煎じる。

使用方法：患部に湿布もしくは薬浴する。

効能：清熱解毒，祛湿止痒。

適応：湿疹，癧癬，膿疱症など。

野菊煎剤

出典：『中医皮膚病学簡編』

組成：野菊花750ｇ，千里光500ｇ，側柏葉500ｇ，土荊芥250ｇ，食塩15ｇ。

製法：生薬を容器に入れ水で煎じる。

使用方法：患部を薬浴する。1 日2 ～ 3 回。

効能：清熱解毒，涼血祛風。

適応：日光皮膚炎など。

疣贅洗剤

出典：『朱仁康臨床経験集』

組成：馬歯莧60ｇ，陳皮・蒼朮・苦参各15ｇ，露蜂房・細辛・蛇床子・白芷各9ｇ。

製法：洗面器半分の水で煎じる。

使用方法：薬液で患部を15 分程度洗う。1 日4 ～ 5 回（洗う際は温める）。

効能：解毒散結。

適応：尋常性疣贅，扁平疣贅など。

炉甘石洗剤

出典：『外傷科学』

組成：炉甘石末15ｇ，酸化亜鉛末5ｇ，グリセリン5ml。

製法：各成分を混合し水100ml で懸濁液にする。

使用方法：使用時に，よく振って患部に塗布する（症状に応じ，1 ～ 2 ％の氷片〈痒みが激しい場合〉），もしくは5 ％の硫黄を混合することができる）。

効能：消炎，清涼，止痒。

適応：滲出液のない湿疹，皮膚瘙痒症など。

淋洗方

出典：『臨診一得録』

組成：透骨草30ｇ，艾葉12ｇ，鶏血藤15ｇ，威霊仙，牛膝，千年健各9ｇ，甘松6ｇ，葱一握り。

製法：水で煎じる。

使用方法：患部に湿布もしくは薬浴する。1日2回。

効能：行気活血，舒筋活絡。

適応：打撲，腫れ，しびれ，風湿の痛みなど。

[淋洗当帰湯]

出典：『太平聖恵方』

組成：当帰・甘草・赤芍薬・葛根・苦参・細辛・黄柏・麻黄・白芷・肉桂・山椒・防風各8ｇ。

製法：1,000ml の水で600ml になるまで煎じる。

使用方法：適温になってから患部を薬浴する。1日2回。

効能：疏風除湿，祛腐生肌，活血消腫。

適応：陰性瘡瘍，慢性瘡瘍の潰瘍，傷が修復しにくい場合など。

[淋洗苦参湯]

出典：『太平聖恵方』

組成：苦参30ｇ，防風・露蜂房・甘草各60ｇ。

製法：4,000ml の水で2,400ml になるまで煎じる。

使用方法：患部に湿布もしくは薬浴する。1日2回。

効能：疏風，燥湿，解毒。

適応：瘡瘍，湿疹，滲出性皮膚疾患など。

3 油剤

オイルまたは薬油を用いて患部に塗布する方法。これには，オイルに薬の粉を混ぜる方法と，生薬をオイルで煎ってできた薬油を用いるものとがある。

● **主な作用**：清熱解毒・収斂止痒・潤膚生肌・保護皮膚など。

● **主な適応**：亜急性皮膚炎症・軽度の糜爛面・潰瘍・亀裂・痂皮・鱗屑・苔癬化など。

● **主な油剤**：紅花油・紫草油・甘草油・沙棘油・ツバキ油など。

● **使用方法**：油剤は刺激が少ないため患部に直接塗布する。

[烏雲油]

出典：『必用之書・医方類集巻八十三』

組成：山椒・白芷・川芎各30ｇ，蔓荊子・零陵香・附子各15ｇ，ゴマ油500ml。

製法：ゴマ油に生薬を21日間漬けておいてから，薬滓を捨て瓶につめる。1日2〜3回。

効能：通絡祛風，生髪。

適応：脱毛症など。

[化堅油]

出典：『趙炳南臨床経験集』

組成：透骨草3ｇ，伸筋草7.5ｇ，茜草6ｇ，木通7.5ｇ，松節4.5ｇ，紫根7.5ｇ，地楡6ｇ，昆布6ｇ，劉寄奴3ｇ，菜種油360ｇ。

製法：菜種油に諸薬を2日間漬けておいた後，弱火で諸薬が黄色くなるまで揚げる。薬滓を捨て薬油を瓶につめる。

使用方法：患部に薬油を塗布する。1日2～3回。

効能：活血化瘀，通楽軟堅。

適応：紅斑鱗屑性角化症，瘢痕など。

[甘草油]

出典：『趙炳南臨床経験集』

組成：甘草30g，ゴマ油300g。

製法：ゴマ油に甘草を入れて24時間漬けておく。弱火で黄色くなるまで揚げる。薬滓を捨て薬油を瓶につめる。

使用方法：患部に塗布する。1日2～3回。

効能：解毒潤膚。

適応：創面を清潔にし肌を潤す。

[紫草油]

出典：『趙炳南臨床経験集』

組成：紫根500g，ゴマ油2,500g。

製法：鍋に紫根を入れ，ゴマ油で24時間漬けておく。弱火で紫根が焦げる程度まで揚げる。薬滓を捨て瓶につめる。

使用方法：綿棒に薬油を付け，患部に塗布する。

効能：活血化瘀，軟堅散結。

適応：紅斑・結節性皮膚疾患など。

[紫草油]

出典：『瘡瘍大全』

組成：紫草50g，当帰50g，生地黄30g，防風20g，甘草10g，白芷20g，乳香10g，没薬10g，植物油500g。

製法：植物油に薬を24時間漬けておく。弱火で黄色くなるまで揚げる。薬滓を捨て瓶につめる。

使用方法：患部に塗布する。1日2～3回。

効能：涼血解毒，化腐生肌。

適応：やけど，しもやけ，湿疹，瘡瘍など。

[紫草油]

出典：『中医皮膚病診療学』

組成：紫根100g，黄芩50g，ゴマ油450g。

製法：ゴマ油に薬を24時間漬けておく。弱火で黄色くなるまで揚げる。薬滓を捨て瓶につめる。

使用方法：患部に塗布する。1日2～3回。

効能：涼血解毒。

適応：おむつかぶれ，乳児湿疹など。

[紫楡油膏]

出典：『中医外科臨証集要』

組成：紫根，地楡各等分。

製法：生薬の 5 倍量の菜種油に紫根・地楡を入れて 60 〜 80℃になるまで加熱し 24 時間漬け
　　　ておく。

使用方法：創面を消毒し，適量を取り患部に塗布する。

効能：清熱解毒，止痛生肌。

適応：やけど（感染していない場合）など。

[紫白金油]

出典：経験方

組成：紫根・白芷・金銀藤各 250 g，氷片 13 g，植物油 4,000ml，蜜蠟 60 g。

製法：植物油に紫根・白芷・金銀藤を入れ，黄色くなるまで揚げる。薬滓を捨て氷片と蜜蠟を
　　　入れて混合して瓶につめる。

使用方法：患部に塗布する。1 日 2 〜 3 回。

効能：涼血解毒

適応：湿疹など。

[紫藤潰瘍油]

出典：経験方

組成：紫藤 500 g，蒲公英・金銀花・黄芩・黄連・地黄各 400 g，乳香・没薬・氷片各 30 g，
　　　ゴマ油 1,000ml。

製法：ゴマ油に氷片以外の生薬を入れ，黄色くなるまで揚げ，薬滓を捨て氷片を入れて混合し
　　　て瓶につめる。

使用方法：創面が小さい場合は患部に直接塗布，創面が広い場合はガーゼに薬油を付けてから
　　　貼り付ける，また貼り付けたガーゼの表面に薬油を垂らして湿潤の状態を保持する。

効能：清熱解毒，生肌癒創。

適応：やけど，潰瘍創面など。

[紫帰油]

出典：『外科証治全書』

組成：紫根・当帰各等分。

製法：ゴマ油を用いて生薬が黄色くなるまで揚げ，薬滓を捨て瓶につめる。

使用方法：患部に塗布する。1 日 2 〜 3 回。

効能：潤膚解毒，生肌。

適応：口唇炎，粘膜部の炎症など。

[山椒油]

出典：『趙炳南臨床経験集』

組成：山椒 9 g，ゴマ油 500 g。

製法：ゴマ油を加熱し沸点に達したら火を消し，山椒を入れる。ゴマ油が冷えてから山椒を取り出し，薬油を瓶につめる。

使用方法：患部に塗布する。1日2～3回。

効能：解毒，潤膚。

適応：創面の痂皮を取る，もしくは湿疹，瘙痒など。

[地楡紫草油]

出典：経験方

組成：紫根・地楡各30g，大黄15g，ゴマ油1,000ml。

製法：ゴマ油に生薬を24時間漬けておく。20分加熱し，薬滓を捨て瓶につめる。

使用方法：患部に塗布する。1日3～4回。

効能：清熱涼血，生肌。

適応：おむつかぶれなど。

[復方紫草油]

出典：経験方

組成：白芷・忍冬藤・紫根各30g，ゴマ油500g。

製法：ゴマ油を120℃程度になるまで加熱し，白芷と忍冬藤を入れ，黄色くなるまで揚げる。火を消し，油温が100℃程度まで下がったら紫根を入れる。さらに弱火で紫根が黄色くなるまで揚げる。薬滓を捨て瓶につめる。

使用方法：患部に塗布する。1日2～3回。

効能：涼血解毒，止痛。

適応：帯状疱疹など。

4 軟膏剤

　油性軟膏からクリームまで幅が広い。生薬の粉を軟膏基剤に混ぜる方法と，生薬を油で煎ってできた薬油と軟膏基剤とを混合する方法があり，半固形の剤型。

●**主な作用**：保護・潤膚・止痒・角質を柔らかくする。配合された生薬によって薬効は異なる。

●**主な適応**：乾燥した病巣・軽度の湿潤傾向にある病巣・慢性病巣。

●**常用処方**：紫連膠・紫雲膏・中黄膏・黄金万紅膏・三黄軟膏など。

●**用法・注意点**：患部に塗布する。浸透性がより強く，持続時間も長い。

[一搽膏]

出典：『普済方』

組成：蛇床子500g，山椒・全蝎各60g，五倍子・百部・明礬・硫黄・貝母各120g。

製法：生薬を細かく粉末にする。

使用方法：適量を取り，菜種油を用いてシャーベット状にして患部に塗布する。1日2～3回。

効能：燥湿祛風，殺虫止痒。

適応：疥癬，白癬など。

硫黄膏

出典：『中医外科臨床手冊』

組成：硫黄 10 ～ 20 g，ワセリン 100 g。

製法：硫黄を細かく粉末にする。ワセリンと混合する。

使用方法：患部に塗布する。

効能：殺虫止痒，脱脂。

適応：疥癬，手足白癬など。

黄連膏

出典：『医宗金鑑』

組成：黄連 9 g，当帰 15 g，生地黄 30 g，姜黄 9 g，ゴマ油 360 g，蜜蠟 120 g。

製法：加熱したゴマ油に生薬を入れ，黄色くなるまで揚げる。薬滓を捨て，蜜蠟を入れてよく
　　混ぜ，冷やす。

使用方法：患部に塗布する。1日1～2回。

効能：清熱解毒，潤膚。

適応：ニキビ，瘡瘍，湿疹，やけどなど。

黄連膏

出典：『経験良方匯抄』

組成：黄連・大黄各 30 g，黄柏 24 g，茵蔯蒿 18 g，黄蠟 90 g，ゴマ油 500 g。

製法：ゴマ油で生薬が黄色くなるまで揚げる。薬滓を捨て黄蠟を入れて混合する。

使用方法：適量を取り患部に塗布する。1日2～3回。

効能：清熱解毒，斂湿止痒。

適応：陽性瘡瘍，湿疹，白癬感染など。

黄連膏

出典：『中医外科証治経験』

組成：黄連・黄柏・姜黄各 3 g，当帰尾 4.2 g，生地黄 10 g，黄蠟 30 g，ゴマ油 120 g。

製法：生薬を刻んでゴマ油で黄色くなるまで揚げる。薬滓を捨て黄蠟を入れて混合する。

使用方法：適量を取り，患部に塗布する。

効能：清熱解毒。

適応：皮膚の潰瘍，皮膚の乾燥・亀裂など。

黄連神膏

出典：『寿世新編』

組成：黄連・黄柏・姜黄・白芷各 9 g，当帰尾 15 g，生地黄 30 g，ゴマ油 560 g。黄蠟 120 g。

製法：弱火で生薬が黄色くなるまで揚げ，薬滓を捨て，黄蠟を入れて混合する。

使用方法：適量を取り，患部に塗布する。1日2～3回。

効能：清熱解毒，祛瘀消腫。

適応：陽性瘡瘍など。

[黄耆膏]

出典：『劉涓子鬼遺方』

組成：黄耆・細辛・生地黄・山椒・当帰・芍薬・薤白・白芷・丹参・炙甘草・肉蓯蓉・独活・
　　黄芩各 14 g，豚脂 350 g。

製法：混合し細かく刻んで，苦酒（米酢）250ml に 2 日間漬けておく。弱火で濃縮し，豚脂を
　　入れて加熱・混合する。

使用方法：適量を取り，患部に塗布する。

効能：温計散寒，通絡消腫。

適応：陰証の瘡瘍，慢性潰瘍など。

[黄耆白芷膏]

出典：『聖済総録』

組成：黄耆・白芷・大黄・当帰・続断各 30 g，薤白 60 g，生地黄汁 150ml，松香末 60 g，乳
　　香末 15 g，黄蠟 30 g，豚脂 1,000 g。

製法：黄耆・白芷・大黄・当帰・続断・薤白を生地黄汁で攪拌する。加熱して溶かした豚脂に
　　生薬を入れ黄色くなるまで揚げ，薬滓を捨て，松香末・乳香末・黄蠟を入れて混合する。

使用方法：適量を取り，患部に塗布する。

適応：乳癰（乳腺炎）など。

[黄水瘡方]

出典：『清内廷法制丸散膏丹各薬配本』

組成：黄柏・明礬各 1,440 g，氷片 144 g。

製法：混合し細かく粉末にする。

使用方法：適量を取り，ゴマ油を用いてシャーベット状にして患部に塗布する。1 日 1～2 回。

効能：祛湿，止痛，消腫。

適応：湿疹，膿疱症，潰瘍など。

[黄耆膏]

出典：経験方（『普済方』巻二九二）

組成：白芷・細辛・羌活・人参・黄耆各 9 g，当帰 15 g，没薬末 9 g，黄蠟 60 g，ゴマ油 180 g。

製法：ゴマ油に没薬末と黄蠟以外の生薬を入れ，弱火で黄色くなるまで揚げる。薬滓を捨て，
　　没薬末と黄蠟を入れて混合する。

使用方法：適量を取り，患部に塗布する。

効能：疏風散寒，補気止痛。

適応：陰性瘡瘍，腫れなど。

[疥霊丹]

出典：『仙拈集』

組成：山椒・明礬・硫黄各等分。

製法：混合し細かく粉末にする。

使用方法：植物油を用いてシャーベット状にして患部に塗布する。

効能：解毒斂湿，殺虫止痒。

適応：疥癬など。

華陀膏

出典：経験方

組成：サリチル酸4.8g，安息香酸9.7g，dl-カンフル2.4g。（20g中）
　　　※添加物として黄色ワセリン（基剤），パラフィン（基剤）および蠟梅油（香料）を含有する。

製法：略。

使用方法：適量を取り，1日1〜3回患部に塗布または塗擦する。

効能：殺虫止痒。

適応：みずむし，いんきんたむし，ぜにたむしなど。

紅花生肌膏

出典：『血栓閉塞性脈管炎防治ガイドライン』

組成：当帰30g，紅花・赤芍薬・白芨・白芷・防風各9g，乳香15g，黄蠟60g，ゴマ油500g。

製法：ゴマ油に乳香以外の生薬を入れ，黄色くなるまで揚げ，薬滓を捨て，黄蠟と乳香末を入れて混合する。

使用方法：適量を取り，ガーゼに塗り患部に貼り付ける。1日1〜2回。

効能：生肌，斂瘡。

適応：瘡瘍，潰瘍面など。

紅連軟膏

出典：経験方

組成：紅花・黄連各50g，黄柏・大黄各100g，山梔子60g，氷片30g，ワセリン1,200g。

製法：生薬を細かく粉末にする。ワセリンを加熱し溶かす。生薬をワセリンに入れ混合する。

使用方法：患部に塗布する。1日1〜2回。

効能：清熱解毒，活血化瘀。

適応：瘡瘍，癰腫など。

五斗膏

出典：『古今医統大全』

組成：新鮮胡桃皮・新鮮酸石榴皮・黒桑椹・旱蓮草・新鮮地黄各等分。

製法：濃縮しエキスにする。

使用方法：適量を取り，10%炭酸ナトリウム液もしくは20%重曹水を用いてシャーベット状にして白髪に塗る。

効能：烏髪。

適応：白髪染め。

五竜膏

出典：『十便良方』

組成：硫黄・明礬・白芷・呉茱萸・山椒各等分。

製法：混合し細かく粉末にする。

使用方法：適量を取り，植物油を用いてシャーベット状にして患部に塗布する。1日1～2回。

効能：燥湿，殺虫，止痒。

適応：疥癬など。

五妙膏（散）

出典：『中医外科臨証集要』

組成：大黄 100ｇ，黄柏 100ｇ，羌活 50ｇ，紅花 50ｇ，蒼朮 50ｇ。

製法：混合し細かく粉末にする。

使用方法：適量を取り，蜂蜜水を用いてシャーベット状にして患部に塗布する。

効能：清熱解毒，活血消腫。

適応：瘡瘍の初期段階など。

三黄軟膏

出典：『中医外科学』

組成：黄連・黄柏・大黄各 30ｇ。黄蝋 90ｇ，ゴマ油 500ｇ。

製法：生薬をゴマ油で黄色くなるまで揚げる。薬滓を捨て黄蝋を入れて混合する。

使用方法：適量を取り患部に塗布する。1日2～3回。

効能：清熱解毒，斂湿止痒。

適応：陽性瘡瘍，湿疹，白癬感染など。

紫雲膏

出典：華岡青洲経験方

組成：紫根・当帰各 100，ゴマ油 1,000，蜜蝋 380，豚脂 25 の割合

製法：略。

使用方法：患部を清潔にし，適量を直接塗布するか，ガーゼ等に厚くのばして貼布する。

効能：養血潤膚，解毒。

適応：ひび，あかぎれ，しもやけ，魚の目，あせも，ただれ，外傷，やけど，痔核による疼痛，肛門裂傷，湿疹・皮膚炎など。

紫連膏

出典：経験方

組成：黄連 80ｇ，紫根・黄柏・当帰・地黄各 40ｇ，氷片 20ｇ，ワセリン 800ｇ。

製法：ワセリンを 100～120℃まで加熱し，黄連・黄柏・当帰を入れて黄色くなるまで揚げる。黄柏・黄連・当帰の薬滓を捨て，地黄を入れて 30 分程度加熱する。薬滓を捨てる。ワセリンの温度を 120℃以下に下げ，紫根を入れて 20 分程度加熱し，冷やし軟膏状になったら，氷片粉を入れて混合する。

使用方法：患部に塗布する。1日2～3回。

効能：清熱解毒，涼血潤膚。

適応：おむつかぶれ，湿疹，瘡瘍，乾癬，やけどなど。

紫連膏

出典：『中医皮膚病診療学』

組成：紫根30ｇ，黄連末15ｇ，ゴマ油1,000ml。

製法：ゴマ油に紫根を入れて弱火で黄色くなるまで揚げ，黄連末と黄蠟適量を入れて混合する。

使用方法：適量を取り患部に塗布する。1日2～3回。

効能：清熱解毒，涼血祛斑。

適応：乾癬，おむつかぶれ，やけど，皮膚の乾燥亀裂など。

紫草膏

出典：『趙炳南臨床経験集』

組成：ゴマ油1,250ｇ，当帰・紫根各125ｇ，白芷・紅花各62.5ｇ，黄蠟250ｇ。

製法：ゴマ油に生薬を入れ弱火で黄色くなるまで揚げ，薬滓を捨て，黄蠟を入れて混合する。

使用方法：適量を取り患部に塗布する。1日2～3回。

効能：涼血解毒，活血潤膚。

適応：やけど，皮膚の乾燥・亀裂など。

湿毒膏

出典：『朱仁康臨床経験集』

組成：青黛150ｇ，黄柏310ｇ，石膏310ｇ，炉甘石180ｇ，五倍子90ｇ，ワセリン適量。

製法：生薬を細かく粉末にする。生薬の含有量30％までワセリンを加える。

使用方法：患部に塗布する。1日2～3回。

効能：除湿止痒。

適応：慢性湿疹，苔癬など。

四黄膏

出典：『中医外科学』

組成：黄連・黄柏・黄芩・大黄・乳香・没薬各等分。

製法：細かく粉末にする。使用時，ワセリンと混合し軟膏状にする。

使用方法：患部に塗布する。1日2～3回。

効能：清熱解毒，活血消腫。

適応：陽性癰疽，瘡瘍など。

衝和膏

出典：『外科正宗』

組成：炒紫荊皮150ｇ，炒独活90ｇ，炒赤芍薬60ｇ，白芷30ｇ，石菖蒲42ｇ。

製法：細かく粉末にする。

使用方法：赤く腫れている場合は，適量を取り，葱汁を用いてシャーベット状にして患部に塗布する。症状が緩和されれば，酒を用いてシャーベット状にして患部に塗布する。 1日1〜2回。

効能：散風行気，活血消腫，軟堅。

適応：癰疽，発背，流注，瘡瘍など。

[衝和膏]

出典：『古方匯精』

組成：赤芍薬 60 g，白芷・防風各 30 g，独活 90 g，氷片 9 g，石菖蒲 40 g。

製法：混合し細かく粉末にする。

使用方法：適量を取り，生姜汁と酢を用いてシャーベット状にして患部に塗布する。 1日1回。

効能：疏風活血，消腫止痛。

適応：瘡瘍の半陰半陽証，色が淡い腫れなど。

[生髪膏]

出典：『続名家方選』

組成：生地黄・附子・山椒・白蠟各等分。

製法：ゴマ油で諸薬が黄色くなるまで揚げる。薬滓を捨て，白蠟を入れ濃縮し軟膏状にする。

使用方法：患部に塗布する。

効能：調和気血，温経生髪。

適応：脱毛など。

[生肉膏]

出典：『外台秘要』深師方

組成：当帰・炮附子・甘草・白芷・川芎各 15 g，薤白 30 g，生地黄 45 g。

製法：生薬を 350 g の豚脂で黄色くなるまで揚げる。薬滓を捨て軟膏状にする。

使用方法：適量を取り患部に塗布する。 1日2〜3回。

効能：和血温経，解毒生肌。

適応：陰性の癰疽，潰瘍面がなかなか癒合しない場合など。

[生肌膏]

出典：『劉涓子鬼遺方』

組成：大黄・川芎・芍薬・黄耆・独活・当帰・白芷各 15 g，生地黄 15 g（別の出典では 30 g），薤白 30 g（別の出典では 15 g）。

製法：諸薬を 900 g の豚脂で黄色くなるまで揚げる。薬滓を捨て軟膏状にする。

使用方法：患部に塗布する。

効能：解毒，祛瘀，止痛。

適応：癰疽，ケガの傷など。

生地黄膏

出典：『小児衛生総微論』

組成：生地黄・升麻・大青葉・山梔子・大黄各30ｇ。

製法：240ｇの豚脂で諸薬を変色するまで揚げる。薬滓を捨て軟膏状にする。

使用方法：適量を取り患部に塗布する。

効能：清熱瀉火，涼血解毒。

適応：小児膿疱症など。

消腫止痛膏

出典：『中医外傷科学』

組成：羌活・乾姜・姜黄・山梔子各150ｇ，乳香・没薬各15ｇ。

製法：混合し細かく粉末にする。ワセリンを混合し生薬が60％含有する軟膏にする。１日１～２回。

使用方法：患部に塗布する。

効能：祛瘀消腫，通絡止痛。

適応：打撲など。

消腫止痛薬膏

出典：『中医外科学講義』

組成：蒲公英・木瓜各60ｇ，山梔子・䗪虫・乳香・没薬各30ｇ，大黄150ｇ。

製法：混合し細かく粉末にする。

使用方法：患部に塗布する。適量を取り，ワセリンで混合して軟膏にして患部に塗布する。１日１～２回。

効能：涼血祛瘀，解毒通絡。

適応：打撲の痛み，腫れなど。

神効当帰膏

出典：『校注婦人良方』

組成：当帰・地黄・黄蠟各30ｇ，ゴマ油180ｇ。

製法：当帰・地黄をゴマ油で黄色くなるまで揚げる。薬滓を捨て，黄蠟を入れて混合する。

使用方法：適量を取り，患部に塗布する。

効能：生肌止痛，補血舒筋。

適応：陰性の瘡瘍，慢性潰瘍の患部，乾燥性瘙痒など。

潤膚軟膏

出典：『潘春林医案』

組成：紫根1.5ｇ，地楡15ｇ，当帰・大黄・地黄各30ｇ，黄蠟90ｇ，ゴマ油360ｇ。

製法：ゴマ油に黄蠟以外の生薬を７日間漬けておく。黄色くなるまで揚げ，薬滓を捨て，黄蠟を入れて混合する。

使用方法：患部に塗布する。もしくはガーゼに塗り付けて患部に貼り付ける。１日１～２回。

効能：清火解毒，消腫止痛，斂瘡潤燥。

適応：やけど，慢性湿疹，乾燥肌の亀裂など。

[青黛膏]

出典：経験方

組成：青黛 30 g，石膏 60 g，滑石 60 g，大黄 30 g，ワセリン 850 g。

製法：生薬を細かくにする。加熱し溶けたワセリンと混合する。

使用方法：患部に塗布する。1日2〜3回。

効能：清熱涼血解毒。

適応：汗疱疹，湿疹，乾癬など。

[清涼膏]

出典：『太平聖恵方』

組成：山梔子・黄連・白芷各 7.5 g，生地黄 60 g，葱白 20 枚，黄蠟 15 g，ゴマ油 120 g。

製法：ゴマ油で諸薬が黄色くなるまで揚げる。薬滓を捨て，黄蠟を入れ混合。

使用方法：適量を取り患部に塗布する。1日2回。

効能：火毒を取り，止痛，潤膚生肌。

適応：やけどなど。

[清涼膏]

出典：『趙炳南臨床経験集』

組成：当帰 30 g，紫根 6 g，大黄末 4.5 g，ゴマ油 500 g，黄蠟 120 g。

製法：ゴマ油で当帰・紫根が黄色くなるまで揚げる。薬滓を捨て，大黄末・黄蠟を入れ濃縮し軟膏状にする。

使用方法：適量を取り患部に塗布する。1日2回。

効能：やけど，紅斑性疾患，慢性乾燥性湿疹など。

[青軍膏]

出典：『臨診一得録』

組成：青黛 3 g，大黄 9 g，半夏 3 g，製乳香 3 g，製没薬 3 g，氷片 2 g，樟脳 18 g，天南星 3 g。

製法：混合し細かく粉末にする。ワセリンを加え 20%濃度のワセリン軟膏にする。

使用方法：適量を取り，患部に塗布する。

効能：清熱消腫。

適応：附骨疽など。

[青莧膏]

出典：『外科大成』

組成：新鮮な馬歯莧 120 g，青黛 30 g。

製法：生薬を細かくつぶし混合してシャーベット状にする。

使用方法：患部に塗布する。

効能：清熱解毒，消腫止痛。

適応：腎嚢風，会陰部の湿疹など。

卓氏白膏

出典：『外台秘要』范汪方

組成：当帰・炮附子・細辛・川芎・続断・牛膝・通草・炙甘草・白芷各28 g，山椒18 g，芍薬・黄耆各14 g。

製法：生薬を刻んで，豚脂400 gを用いて弱火で黄色くなるまで揚げる。薬滓を捨て軟膏状にする。

使用方法：適量を取り，1日2〜3回。

効能：補益托毒，祛風斂湿，活血止痛。

適応：瘡瘍の傷口の修復，慢性潰瘍，慢性湿疹など。

丹参膏

出典：『劉涓子鬼遺方』

組成：丹参・芍薬各60 g，白芷30 g。

製法：生薬を酒に一晩漬けておき，熟豚脂180 gで弱火で煎じ，薬の残渣を捨て，冷やす。

使用方法：患部に塗布する。1日1〜2回。

効能：解毒散結。

適応：初期の乳癰，結節性紅斑など。

当帰膏

出典：『臨診一得録』

組成：当帰60 g，黄耆120 g，炉甘石60 g，黄蠟90 g，植物油500 g。

製法：植物油に当帰と黄耆を3〜7日間漬けておく。黄色くなるまで揚げ，薬滓を捨て，黄蠟と炉甘石末を入れて混合し軟膏状にする。

使用方法：適量を取り患部に塗布する。1日1〜2回。

効能：生肌養肉。

適応：潰瘍，傷口がなかなか塞がらない場合など。

凍瘡膏

出典：『中医皮膚病診療学』

組成：蒼耳子・威霊仙各10 g，樟脳5 g，ワセリン85 g。

製法：ワセリンを加熱し溶かし，生薬を入れて3日間おく。再度加熱し，生薬が黄色くなるまで揚げ，薬滓を捨て，樟脳末を入れ混合する。

効能：温経散寒，活血通絡。

適応：凍瘡など。

中黄膏

出典：華岡青洲経験方

組成：黄柏 0.1 g，蜜蠟 0.38 g，鬱金 0.08 g，豚脂 0.02 g，ゴマ油 1 g。（製品 1 g 中）

製法：略。

使用方法：患部に塗布する。

効能：解毒生肌。

適応：火傷，外傷，きれ痔・いぼ痔の痛み・痒み・はれ・出血・ただれ，おでき，湿疹，かぶれ，ただれ，あせも，痒み，ひび，しもやけ，あかぎれ。

白蘞膏

出典：『聖済総録』

組成：白蘞・白石脂・杏仁各 15 g。

製法：混合し細かく粉末にする。

使用方法：就寝前に適量を取り，卵白を用いてシャーベット状にして薄く顔に塗ってパックする。

効能：清熱解毒，散結消腫。

適応：ニキビなど。

芙蓉膏

出典：『中医外科証治経験』

組成：芙蓉葉・沢蘭葉各 60 g，黄芩・黄連・黄柏・大黄各 30 g，ワセリン 500 g。

製法：生薬を混合し細かく粉末にする。ワセリンと混合する。

使用方法：適量を取り，患部に塗布する。

効能：清熱消腫止痛。

適応：陽性の瘡瘍など。

磨風膏

出典：『顧氏医径読本』

組成：麻黄 15 g，羌活 30 g，升麻 9 g，白檀・白芷・防風・当帰各 6 g。

製法：ゴマ油 150 g に生薬を 5 日間漬けておく。弱火で黄色くなるまで揚げ，薬滓を捨て，黄蠟を入れて混合する。

使用方法：適量を取り患部に塗布する。1 日 1～2 回。

効能：疏風和血，消腫止痒。

適応：慢性湿疹，風痒など。

馬歯莧軟膏

出典：『証治準縄』

組成：馬歯莧粉末 50 g，蜜蠟 10 g，熟豚脂 40 g

製法：蜜蠟と豚脂を加熱し溶かしてから馬歯莧粉末を入れてよく混ぜる。

使用方法：適量を取り，患部に塗布する。1 日 1～2 回。

効能：殺虫解毒。

適応：疣贅，瘡瘍など。

面油摩風膏

出典：『蘭室秘蔵』

組成：麻黄・升麻・防風各 6 g，羌活・当帰身・白芷・白壇香各 3 g。

製法：ゴマ油 250 g に諸薬を入れ，黄色くなるまで揚げ，薬滓を捨て，黄蠟 30 g を入れて混合
　　し軟膏状にする。

使用方法：適量を取り，患部に薄く塗布する。1 日 1 ～ 2 回。

効能：祛風湿，潤膚止痒。

適応：肝斑，顔の黒ずみ，座瘡，皮膚の瘙痒など。

やけど油膏

出典：『瘡瘍経験集』

組成：白芷・劉寄奴各 124 g，苦参・山梔子各 62 g，青黛 31 g。

製法：混合し細かく粉末にする。

使用方法：適量を取り，植物油を用いてシャーベット状にして患部に塗布する。1 日 1 ～ 2 回。

効能：清熱解毒。

適応：やけどなど。

藍薬膏

出典：『中医皮膚病学簡編』

組成：青黛 15 g，海螵蛸 68 g，石膏末 125 g，氷片 3 g，ワセリン 936 g。

製法：ワセリン以外の成分を混合し細かく粉末にして，ワセリンで調合する。

使用方法：適量を取り，患部に塗布する。1 日 2 ～ 3 回。

効能：涼血解毒，斂湿止痒。

適応：ビダール苔癬，慢性湿疹など。

藍根膏

出典：『聖済総録』

組成：板藍根・黄芩・黄連・大黄各 14 g，白芷 3.5 g，乳香 7 g。

製法：混合し細かく粉末にする。

使用方法：適量を取り，水を用いてシャーベット状にしてガーゼに載せ患部に貼り付ける。1
　　日 1 回。

効能：解毒祛瘀，消腫止痛。

適応：丹毒，癧癧など。

5　膏薬剤

　膏薬剤は，局所用の軟膏（軟膏・膏薬・絆創膏を含む）の一種である。食用植物油と黄丹ま
たは鉛粉末を高温精製した鉛膏薬をベースに，医薬品または漢方薬エキスを配合し，布・皮革・

紙などの上に載せて使用する外用剤である。

　膏薬剤には，油と黄丹をベースにした黒の硬膏薬，油と鉛粉をベースにした白の硬膏薬，ゴムをベースにした絆創膏，ロジンをベースにしたロジン膏薬など，さまざまな種類がある。最も一般的に使用されるのは黒膏薬である。膏薬剤の品質要件は次のとおりである。

１．柔らかく粘着性があり，皮膚に固定できる。

２．外観は油性で繊細でなければならない。皮膚に対する刺激性がないか，もしくは少ない。

３．同じ膏薬であれば薬量も同じで，重量差は±５％を超えてはならない（裏打ち材を含まない純粋な膏薬の重量を指す）。

４．室温で保存できる。２年以内は劣化せず粘度を失わないこと。

　膏薬剤を精製するには，次の過程がある。

〈１〉生薬をゴマ油（または植物油）に漬ける（注①）

〈２〉強火でゴマ油を沸騰させる

〈３〉沸騰したところで弱火にし，時間をかけて攪拌しながら生薬を揚げる

〈４〉生薬が黄色くなるまで揚げ，薬滓を捨てる（注②）

〈５〉薬油を水面に垂らしてビーズ状になるかを確認する（注③滴水成珠）

〈６〉黄丹または鉛の粉末（注④）を入れて攪拌する（攪拌しながら水の中に薬膏を少し入れて硬さを確認する）

〈７〉香りの強い生薬粉末または高価な生薬粉末を加えて攪拌する

〈８〉火毒をとる（温度が下がってから，水の中に，できあがった薬膏を３〜10日間漬けておく。毎日水を入れ替える）

〈９〉ベース基材に，加熱し溶かした一定量の薬膏を塗り付けて冷却する

〈10〉使用する直前に，少し温め柔らかくしてから患部に貼り付ける。

　　【注】

　　①揚げる前に，一定時間，油に漬けておく必要がある場合がある。春５日，夏３日，秋７日の言い伝えがある。

　　②揚げる度合い（生薬の性質によって黄色くなる，黄色い焦げめが付く，黒焦げなど）。

　　③箸で油を冷水に滴下し，ビーズ状になるまで油を精製する。

　　④黄丹または鉛の粉末と薬油の割合は，一般的に500ｇの薬油あたり195ｇの黄鉛にもとづいて計算。

●**主な作用**：気血調和・祛痰濁・通絡・祛風湿・消腫・解毒・生肌など。

●**主な適応**：乾燥した病巣，結節・腫瘤・苔癬などの病巣，痛み・腫れなどの病巣の外部に貼り付ける治療によく使用される。

●**主な膏薬剤**：黄連膏・夏枯草膏・神仙太乙至宝万全膏など。

●**使用方法**：患部に貼り付けることによって体内への治療効果を果たすことができる。浸透性がより強く，持続時間も長い。

　神仙太乙至宝万全膏

出典：『医方類聚』

組成：大黄・当帰・玄参・赤芍薬・没薬・乳香・肉桂・白芷・乾地黄各15ｇ。

製法：生薬を刻んで松の実大にする。ゴマ油500gに入れて漬けておく（春5日間，夏3日間，冬7日間）。火にかけて生薬が黄色くなるまで揚げる。薬滓を捨て，弱火で撹拌しながら薬油の「滴水成珠」を確認する。鉛丹250gを入れながら撹拌する。

使用方法：適量を取り，加熱し柔らかくしてからガーゼに塗り付けて患部に貼り付ける。1日1回。

効能：涼血解毒，祛瘀散結，消腫止痛。

適応：癰疽，打撲，やけどなど。

黄連膏

出典：『青嚢秘伝』

組成：黄連・黄柏・白鮮皮各15g，黄芩・秦艽・姜黄・当帰尾・白芷・牡丹皮・赤芍薬各9g，紫根・生地黄・合歓皮各30g，大黄3g，ゴマ油620g，黄蠟・白蠟各60g。

製法：ゴマ油で諸薬が黄色くなるまで揚げ，薬滓を捨て，白蠟・黄蠟を入れて溶かし，混合する。

使用方法：ガーゼに塗り付けて患部に貼り付ける。1日1回。

効能：清熱燥湿，涼血解毒。

適応：下腿の慢性潰瘍（臁瘡）など。

黄連軟膏

出典：『潘春林医案』

組成：黄連・黄柏各18g，当帰・大黄・赤芍薬・牡丹皮各30g，生地黄60g，黄蠟180g，菜種油740g。

製法：菜種油に生薬を3〜7日間（冬7日間，夏3日間，春秋5日間）漬けておく。弱火で黄色くなるまで揚げ，薬滓を捨て，黄蠟を入れて混合する。

使用方法：適量を取り，ガーゼの上に塗り付けて患部に貼り付ける。1日1回。

効能：清火解毒，消腫止痛。

適応：陽性瘡瘍，癰疽，やけど，丹毒など。

夏枯草膏

出典：『呉氏医方匯稿』

組成：ゴマ油500g，鉛丹・貝母各30g，猫眼草120g，夏枯草120g。

製法：ゴマ油で諸薬が黄色くなるまで揚げる。薬滓を捨て，鉛丹を入れながら撹拌する。

使用方法：ガーゼの上に塗り付けて患部に貼り付ける。1日1回。

効能：化痰軟堅，散結消癭。

適応：瘰癧など。

紫草膏

出典：『中医薬典』

組成：紫根50g，当帰・防風・地黄・白芷・乳香末・没薬末各15g，植物油600g，蜜蠟180g。

製法：乳香末と没薬末以外の生薬をゴマ油で黄色くなるまで揚げ，薬滓を捨て，蜜蠟・乳香末と没薬末を入れて混合する。

使用方法：適量を取り，ガーゼの上に塗り付けて患部に貼り付ける。1日1〜2回。

効能：涼血潤膚，解毒生肌。

適応：瘡瘍など。

[珠泥膏]

出典：『良朋匯集』

組成：鉛粉・黄蠟各60g，琥珀末1.5g，珍珠末3g，氷片1g，乳香末・没薬末各1.5g，ゴマ油120g。

製法：ゴマ油を火にかけ沸騰させ，沸点に達したら黄蠟を入れて溶かす。攪拌しながら鉛粉を入れて混合する。その後，他の薬末を入れて混合し水に入れて火毒を取る。

使用方法：適量を取り，加熱し柔らかくしてから患部に塗布して，上からにガーゼで覆う。

効能：活血解毒，斂瘡生肌。

適応：慢性瘡瘍で潰瘍面が修復できないなど。

6　チンキ剤

　濃度70％のアルコールまたは高濃度の酒（40％以上）に生薬を漬けてできた液体で，患部に塗布する。

● **主な作用**：止痒・殺菌・殺虫・活血通絡・消腫止痛など。

● **主な適応**：苔癬化・角化性真菌症・結節・ビダール苔癬などの慢性皮膚病変。

● **主なチンキ剤**：土槿皮チンキ・百部酒・補骨脂チンキなど。

● **使用方法**：患部に塗布する。浸透性はよいが，刺激性があるため，糜爛面・亀裂・傷口などへの使用は避けるべき。

[黄連チンキ]

出典：『中医皮膚病学簡編』

組成：黄連25g，山椒10g，70％アルコール100ml。

製法：アルコールに生薬を3日間に漬けておく。

使用方法：適量を患部に塗布する。

効能：解毒清熱，殺虫止痒。

適応：真菌感染症など。

[活血酒]

出典：『文琢之中医外科経験論集』

組成：紅花15g，当帰尾・乳香・没薬・血竭・川芎・香附子各9g，姜黄・白芷各12g，羌活6g，樟脳・三七各3g，松節30g。

製法：生薬を刻んでアルコール50度の白酒もしくは75％アルコール1,000mlに1週間漬けておく。

使用方法：患部に塗布する。

効能：活血通絡，消腫止痛。

適応：打撲の痛みなど。

[苦参酒]

出典：『朱仁康臨床経験集』

組成：苦参310ｇ，百部90ｇ，野菊花90ｇ，風眼草90ｇ，樟脳125ｇ。

製法：樟脳以外の生薬を，75％アルコールもしくはアルコール50度以上の白酒に1週間に漬けておき，薬滓を捨て樟脳を入れて溶かす。

使用方法：筆にチンキ液を付け，患部に塗布する。1日2〜3回。

効能：燥湿解毒，殺虫止痒。

適応：脂漏性皮膚炎，皮膚瘙痒症，癜風など。

[香菊酒]

出典：『瘡瘍外用本草』

組成：零陵香・白芷各20ｇ，野菊花15ｇ，甘松・防風各10ｇ，50％アルコール400ml。

製法：アルコールに生薬を3日間程度漬けておく。

使用方法：適量を取り患部に塗布する。1日2回。

効能：祛風止痒，鱗屑を取る。

適応：頭部の白癬，頭部の脂漏性皮膚炎，脂漏性脱毛など。

[生髪チンキ]

出典：張作舟経験方

組成：丹参20ｇ，当帰・川芎・桂枝各10ｇ，細辛5ｇ，75％アルコール500ml。

製法：アルコールに生薬を2週間漬けておき，薬滓を捨て瓶につめる。

使用方法：患部に塗布する。1日2〜3回。

効能：養血活血，祛風通絡。

適応：脱毛症など。

[樟辣チンキ]

出典：『中医皮膚病学簡編』

組成：樟脳10ｇ，新鮮唐辛子5〜10ｇ，グリセリン20ml，75％アルコール100ml。

製法：アルコールに樟脳を溶かし，唐辛子を入れて1週間漬けておく。グリセリンを入れる。

使用方法：適量を取り患部に塗布する。

効能：活血止痒。

適応：しもやけなど。

[蛇床百部チンキ]

出典：『中医皮膚病学簡編』

組成：蛇床子200ｇ，百部200ｇ。

製法：70％アルコールに7日間漬けておく。濃度10〜15％のチンキ剤にする。

使用方法：患部に塗布する。

効能：祛風燥湿，殺虫止痒。
適応：皮膚瘙痒症，ビダール苔癬など。

[凍瘡酒]
出典：『文琢之中医外科経験論集』
組成：当帰60 g，紅花・山椒各30 g，細辛・樟脳・肉桂各15 g，アルコール50度の白酒1,500ml。
製法：白酒に生薬を1週間漬けておく。
使用方法：適量を取り，患部に塗布する。
効能：温経通絡。
適応：凍瘡，レイノー現象など。

[土槿皮百部チンキ]
出典：経験方
組成：土槿皮10 g，百部10 g，烏梅6 g，氷片1 g，樟脳1 g，70％アルコール150ml。
製法：アルコールに1週間漬けておく。
使用方法：患部に塗布する。1日3〜4回。
効能：殺虫止痒。
適応：真菌症など。

[百部酒]
出典：『趙炳南臨床経験集』
組成：百部180 g，75％アルコール370ml。
製法：百部を刻んでアルコールに1週間漬けておく。薬滓を捨て瓶につめる。
使用方法：患部に塗布する。
効能：解毒殺虫，疎風止痒。
適応：蕁麻疹，ビダール苔癬，瘙痒症など。

[白鮮皮チンキ]
出典：『中医皮膚病学簡編』
組成：白鮮皮15 g，生地黄30 g，アルコール50度の白酒150ml。
製法：白酒に白鮮皮と生地黄を1週間漬けておく。
使用方法：患部に塗布する。
効能：涼血祛湿，疏風止痒。
適応：脂漏性皮膚炎など。

[補骨脂チンキ]
出典：『中医皮膚病学簡編』
組成：補骨脂30 g，菟絲子20 g，山梔子20 g，70％アルコール200ml。
製法：アルコールに生薬を1週間漬けておく。
使用方法：適量を取り，患部に塗布する。1日2回。

効能：祛風活血，通絡消斑。
適応：尋常性白斑など。

白屑風チンキ

出典：『中医外科臨床手冊』
組成：蛇床子，苦参，土槿皮，薄荷，70％アルコール。
製法：生薬を刻んで，75％アルコール 1,000ml に 1 週間漬けておく。
使用方法：適量を取り，患部に塗布する。1 日 3 〜 5 回。
効能：清熱燥湿，祛風止痒。
適応：白屑風（脂漏性皮膚炎）など。

7 燻蒸剤

「燻」とは生薬末を燃やし薬煙を患部に当てて皮膚疾患を治療する方法であり，「蒸」とは生薬を煎じた薬液の蒸気を患部に当てて皮膚疾患を治療する方法である。
- **主な作用**：気血調和・温経通絡・止痒殺虫・消腫止痛など。
- **主な適応**：苔癬化・苔癬・結節・全身性の慢性皮膚病変・頑固な皮膚瘙痒など。
- **主なチンキ剤**：煙燻散など。また，多くの液剤も燻蒸剤に用いられる。
- **使用方法**：薬煙もしくは薬液の蒸気を患部に当てる。慢性疾患に適する。糜爛面・亀裂・傷口などには避けるべきである。

煙燻散

出典：『外傷科学』
組成：松香 60 g，大風子 150 g，五倍子 75 g，蒼朮・苦参・黄柏・防風各 45 g，白鮮皮 15 g，鶴虱 60 g。
製法：諸薬を荒い粉末にし，和紙の上に載せて巻き，灸柱の形（棒状）にする。
使用方法：薬棒に火をつけ，薬煙を患部に当てて燻蒸する。1 回 10 〜 15 分。1 日 1 〜 2 回。
効能：祛風燥湿，殺虫止痒。
適応：手足白癬，ビダール苔癬，慢性湿疹など。

回陽燻薬

出典：『趙炳南臨床経験集』
組成：白芥子 30 g，艾葉 30 g，白薇 15 g，黄耆 15 g，肉桂 10 g，炮姜 10 g，人参 10 g，当帰 10 g。
製法：諸薬を粉末にし，同量の艾葉末を混ぜて宣紙（水墨画用）の上に載せ，巻いて灸柱の形にする。
使用方法：薬棒に火をつけ，薬煙を患部に当てて燻蒸する。1 回 10 〜 15 分。1 日 1 〜 2 回。
効能：補気養血，回陽生肌。
適応：慢性陰性瘡瘍，頑固な陰性潰瘍・瘻管など。

子油燻薬

出典：『趙炳南臨床経験集』

組成：大風子 30 g，地膚子 30 g，蓖麻子 30 g，蛇床子 30 g，艾葉 30 g，紫蘇子 15 g，杏仁 15 g，銀杏 12 g，鴉胆子 12 g。

製法：諸薬を粉末にし，同量の艾葉末を混ぜて宣紙（水墨画用）の上に載せ，巻いて灸柱の形にする。

使用方法：薬棒に火をつけ，薬煙を患部に当てて燻蒸する。1 回 10 〜 15 分。1 日 1 〜 2 回。

効能：軟堅潤膚，殺虫止痒。

適応：慢性苔癬化，頑固な乾癬，魚鱗癬，アミロイド苔癬など。

第5章 外用治療の手技——「法」

1 外用剤の吸収ルートと吸収スピード

外用薬は次のルートを通じて体内に吸収され，薬効を発揮する。

1 経皮吸収ルート

外用薬は皮膚に直接付けるため，投薬のルートは，一般的に経皮吸収ルートだと理解されている。しかし，皮膚の角質層はバリア機能を持っているため，皮膚を通ってどの程度の効果が発揮されるのか，疑問視されることもあった。しかし，臨床上では，炎症などによって皮膚のバリア機能が弱くなることもしばしばみられ，経皮吸収はやはり重要な吸収ルートであると思われる。

中薬の外用剤を，皮膚に塗布・貼り付け・入浴・振りかけなどの方法によって行い，薬用成分が基質から放出される。

一般的に外用剤の成分の経皮吸収ルートには次のようにいくつかの通り道があると思われる。

- 表皮を通過し皮膚に入る。最も重要なルートである。
- 毛嚢を通じて皮膚に入る。最初は吸収スピードが速いが，まもなく飽和状態となり，吸収されにくくなる。
- 皮脂腺を通じて皮膚に入る。上記と同じく，後半は吸収されにくくなる。
- 血管かリンパ管を通じて皮膚に入る。直接血管には触れないが，傷口などを介して吸収される場合がある。

2 ツボ・経絡伝達ルート

中医学理論には経絡経穴システム理論があり，経絡は体の内外と五臓六腑につながるシステムであり，経穴を刺激すると，経絡を通して全身へと影響を与える。外用剤も同様に，経穴と経絡を通して薬効作用が発揮される。

経絡とツボに外用剤を用いる場合，阿是穴や臍の神闕穴が多く使われる。また，疾患に応じ，関連する経絡に沿って外用剤を使う方法もよく行われる。

3 粘膜吸収ルート

直腸・口腔・目・鼻などの粘膜に薬剤を使って吸収させる方法もある。特に内服できない場合は中薬灌腸の方法が使われることもある。たとえば坐薬など。

4 外用剤の吸収スピード

薬用成分が角質層を通って体内に吸収される度合いについて，その通過に影響する要因は次のように考えられる。

(1) 薬物の性質に大きく関係している
● 一般的に脂溶性の成分は吸収性もよい。
● 溶解度の高い薬剤の吸収はよりよい。
● 軟膏・クリームなどについては，基剤の構造により，皮脂膜に近いほうが吸収されやすい。吸収のされやすさは一般的にO/Wクリーム＜W/Oクリーム＜親水軟膏＜ワセリン＜植物油の順番と思われる。
● 投与量にも関連する。投与量および濃度が高いほど吸収される量も多い。
● 投与する回数と塗布する面積も関連している。回数が多い，塗布する面積が広いほど吸収される量も多い。
● 基剤に経皮吸収促進剤を入れると吸収率が上がる。
● 外用剤の上に別の素材を用いて密封すると吸収率が上がる。

(2) 皮膚の部位と状態によって吸収率が変わる
● 会陰部は表皮が薄く，吸収率が高い。
● 手掌・足底は皮膚が厚く，吸収率は低い。
● 経皮吸収量を数量化して，前腕内側を1とすれば，前腕外側は1.1，背中は1.7，腹部は2.1，腋下は3.6，頭皮は3.5，前額は4.2，耳の後ろは5.4，前頸部は6，頬は13，陰嚢は42，手掌は0.8，大腿は0.4，足首は0.4，足底は0.1程度と思われる。
● 皮膚の角質層の水分量が多いほど，経皮吸収しやすくなる。
● 子供の皮膚は薄いため，吸収率は成人より高い。
● 高齢者の皮膚構造は角質層が厚くなり，吸収力も低下するため，吸収率が下がる。
● 皮膚の充血ないし皮膚温度が上がる場合は吸収率も高くなる。
● もし皮膚病変が皮下組織に限局され，表皮の構造が正常であれば，薬物の浸透と吸収は健常者の皮膚に近いと思われる。
● 皮膚の表皮まで炎症がある，あるいは搔破などがある場合，たとえば，表皮の剝離・糜爛・潰瘍・水疱・亀裂などの症状が認められるときには，表皮のバリア機能は低下するため，経皮吸収しやすくなる。湿疹の糜爛面は正常な角質層と比べると，30倍以上の吸収率があるとする説もある。

(3) その他の影響

- 気温や湿度も影響を与える。高温・高湿度の場合は吸収しやすくなる傾向がある。
- 汗の多い場所も吸収率に影響を与える。

2　外用治療の作用の特徴

1 外用治療のメリット

- 患部に薬剤を直接付けるため，効果が現れやすく，薬の効果が目に見えてはっきりとわかる。
- 薬の吸収に対する消化管と肝臓への影響が少ない。
- 消化管と肝臓に対する薬物の負担が少ない。
- 剤型が多い。湿布・燻蒸・薬浴・散布剤・軟膏・硬膏などさまざまな種類がある。症状に応じて適切な剤型を選ぶことができる。
- 毒性が比較的少ない。
- 局部に作用が集中し，全身への負担が少ない。

2 外用治療のデメリット

- 外用によるかぶれが発生することがある。
- 湿布・燻蒸・薬浴などは治療に時間がかかったり，自宅で行えない場合がある。
- 原料を用意する手間がかかる場合がある。

3　通常の外用治療の使用方法

1 使用方法

1）中薬湿布

　煎じた生薬液をガーゼなどに含ませ，患部に湿布する方法である。

　急性・亜急性の発疹部に適応する。基本的な方法は6～8枚のガーゼを重ねて煎じた薬液に漬けておき，充分に薬液が含まれたら，薬液がダラダラと垂れない程度にガーゼを軽く絞って，患部に湿布する。湿布する面積は患部の面積と同程度である。湿布する時間は5～10分で1回ガーゼを交換し，合計30分程度湿布する。1日1～2回，湿布する。

　湿布することによって滲出を抑え，生薬の効果を皮膚に入りやすくし，清熱除湿などの効果をはかる。

（1）単純湿布

　煎じた生薬液をガーゼなどに含ませて，患部に湿布する方法である。冷湿布と温湿布，開放性湿布と密封性湿布がある。

１）冷湿布：室温程度もしくは室温以下の薬液を用いて湿布する（冬では少し温めて，25℃程度まで）。紅斑を抑え，滲出を減らす。急性炎症性疾患，滲出性局面に適応する。

２）温湿布：35 〜 38℃程度の温度まで薬液を温めて湿布する方法である。慢性肥厚性発疹，角化性発疹など慢性炎症に適応する。

３）開放性湿布：患部を湿布剤で覆い，5 〜 10 分で新たな湿布剤と取り替えて患部を湿布する方法である。滲出性発疹，浮腫性発疹，糜爛などの急性皮膚炎症性疾患に適応する。

４）密封性湿布：患部を湿布剤で覆ってから，その表面をビニールシートあるいは包帯でさらに覆って，5 〜 10 分の間隔で湿布剤を取り替える方法である。密封性湿布は肥厚・増殖・角化の発疹に適応する。

（2）使用上の注意

- 湿布液はできるだけ新しく作ったものを使用すること。
- 皮膚の薄い部分（たとえば，会陰部・顔面・耳の後ろ・腋窩など）には充分な注意を払いながら湿布する。
- 湿布するときに，カゼをひかないように充分に保温すること。特に高齢者・子供。冬季には頸部・胸部の冷湿布は避けるべき。
- 顔面に湿布する場合は，できるだけ顔パックの形をとり，目・耳・口に薬液が入らないように注意する。
- 高齢者・子供にはできるだけ冷湿布は避けたい。
- 外用する薬剤の濃度を慎重に調節し，低濃度から始める。

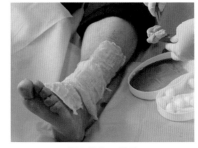

湿布施術の様子

２）中薬薬浴

　生薬を煎じ，できあがった煎じ液を浴槽または洗面器に入れ，患部を洗う方法である。局部を洗う方法と全身入浴させる方法がある。

　薬浴によって発疹部の汚れを洗い落とし，皮膚に潤いを与えながら清熱除湿・殺虫止痒・活血通絡の効果をはかる。なお，薬液の効能を全身に与えることができる。

（1）分類

１）局部浴：中薬を煎じて，濃度を 10 〜 20％にし，温度が室温（冷浴）または 35℃程度（温浴）まで下がってから，10 分程度の間，患部を洗う。1 日 1 〜 2 回。冷浴は急性炎症性疾患・滲出性局面に適応する。温浴は肥厚・角化型発疹に適応する。

　また洗う手技によって以下のような分類もある。

- ・薬液シャワー法：薬液をシャワーポットに入れ，患部に薬液を浴びせる方法である。感染性皮膚疾患，滲出・糜爛・瘻管などの発疹に適する。
- ・薬液擦浴法：薬液にタオル・ヘチマたわし・ガーゼなどを漬けたもので患部をやさしく洗

う方法。限局性瘙痒症・慢性肥厚性湿疹などに適する。

- ・燻蒸薬浴法：薬液を温め蒸気を用いて患部を燻蒸し，薬液の温度が下がってから患部を洗う方法。限局性・結節性・肥厚性皮膚疾患に適する。
- ・座浴：38℃程度の薬液を大きな容器に入れ，臀部と会陰部のみを薬液の中に入れ，座って患部を洗う方法。会陰部の皮膚疾患に適する。

2）全身浴：浴槽にはった 120L の湯に，濃度が 30 ～ 50％の薬液 2 L を入れ入浴させる。広範囲の発疹に適応する。薬浴するときに，ツボ・経絡マッサージなどの方法を併用してもよい。

（2）使用上の注意

- ●冷やしすぎず，熱すぎないように温度（38℃程度）を調節し，皮膚に過剰な刺激を与えるのを避ける。
- ●局部浴の場合は，できれば流し洗う方法を勧めたい。薬液への雑菌の汚染を防ぐことができる。

3）中薬蒸気とサウナ

温めた薬液の蒸気を患部もしくは全身に当て，皮膚病を治療する方法である。

（1）分類

1）中薬蒸気：中薬を 30 分煎じ，濃度が 20 ～ 30％程度になるようにして，容器に入れ温かいうちに患部を容器の上に置き，薬液の蒸気を患部に当てる。水温が皮膚温まで下がれば薬液で患部を洗う。1 回 20 ～ 30 分。1 日 2 ～ 3 回。局部の肥厚・苔癬化，会陰部の角化性発疹，手足の亀裂，手足真菌症などに適応する。

2）中医薬サウナ：中薬を 30 分煎じ，濃度を 10 ～ 30％にする。温度が 38 ～ 43℃程度の薬液を大きな中薬サウナ器（頭を除く全身を覆う容器）に入れ，20 ～ 30 分体を蒸らす。皮膚瘙痒症，汎発性ビダール苔癬，アトピー性皮膚炎，強皮症，乾癬，慢性蕁麻疹などの肥厚，増殖性・全身性の発疹に適応する。

（2）使用上の注意

- ●滲出性発疹・むくみ・糜爛などの急性発疹と発熱の患者への使用は避けるべき。
- ●全身サウナは，高血圧・心脳血管疾患の既往歴のある人・腎臓病・妊婦・出血傾向のある人には避けるべき。
- ●子供と高齢者への使用には介助者が必要であり，時間の短縮も考える。
- ●食事前と食事後 30 分以内には全身サウナは避けるべき。
- ●治療中もしくは治療後に水分の補給が必要である。時には淡い食塩水が必要になることもある。
- ●室温の調節は重要で，20℃以上にする。中薬蒸気と全身サウナの後には，カゼをひかないよう体の保温が必要である。
- ●低濃度から始めたほうがよい。

4）単純塗布

軟膏・クリーム・ローション・チンキ・薬粉・薬液・懸濁薬液などの中薬製剤を患部表面に塗布する方法である。さまざまな剤型が使えるため，急性炎症性皮膚発疹・慢性炎症性皮膚発

疹を問わず使用できる。皮膚科において最も使用される治療方法である。塗布する薬物の性質によって，潤膚生肌・清熱涼血・殺虫・祛風・止痒・利湿収斂・軟堅散結などをはかる。

(1) 使用方法

1）**薬液とチンキ**：適量の煎じた薬液に綿棒もしくは綿球を漬け，それを患部に均一に塗布する。2〜3回/日。

2）**懸濁液**：使用前に懸濁液が均一になるまで振り，その薬液に綿棒もしくは綿球を漬け，それを患部に塗布する。2〜3回/日。

3）**薬粉**：薬粉を直接患部に振りかける。もしくは綿棒・綿球・ガーゼなどに薬粉を付けて患部に均等に塗布する。または，水・オイルなどを用いてシャーベット状にして患部に塗布する。収斂利湿・清熱止痒の効果がある。

4）**軟膏・クリーム・ローション**：指で薬剤を取り，患部に均一に塗布する。1〜2回/日。

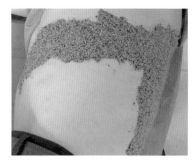

シャーベット状の中薬を塗布する施術の様子

(2) 使用上の注意

- 塗布する際には，刺激を軽減するためできるだけ健常な皮膚を避けること。
- 広い面積の患部に塗布する場合はカゼをひかないよう保温すること。
- 皮膚が薄い部位へのチンキ剤の使用は慎重に選ぶべき。
- 塗布した部位で炎症が激しくなるなど刺激反応が認められれば使用を中止すべき。

5）貼り付け

中薬膏を患部に貼り付ける方法である。結節・苔癬化・角化増殖の真菌症など慢性の発疹部位に適応。中薬硬膏とは中薬粉を基剤に混ぜた半固形状の薬膏である。また，病状に応じて1円玉大程度の薬膏をツボおよび特定部位（臍など）に貼り付ける方法もある。

(1) 使用方法

- 患部を清潔してから，薬膏を発疹部に厚く塗り付け（2mm程度），その上を包帯で巻き付ける。2〜3日ごとに交換する。
- 事前に作っておく膏薬もあれば，貼り付ける直前に基剤に中薬粉を調合する半固形の薬膏もある。

(2) 使用上の注意

- 刺激反応があるかどうか，随時チェックする必要がある。
- 糜爛・滲出・潰瘍の場所への使用は避ける。
- 妊娠中には使用しない。
- 皮膚の薄い場所，腋窩など皺になった場所には用いない。

6）密封包帯療法（ODT）

　外用剤を塗布した後，ラップなどで患部を覆い，吸収性を高める方法である。結節・苔癬化など慢性の発疹部位に適応。

(1) 使用方法

● 患部を清潔して，表面に中薬軟膏を塗布した後，ラップなどで覆い，周囲にテープを貼って密封して 12 〜 24 時間おく。

(2) 使用上の注意

● 糜爛・滲出・潰瘍の場所への使用は避ける。
● 刺激反応があるかどうか，随時チェックする。
● 刺激を感じる場合は，使用を中止する。

7）外用中薬製剤を用いた経絡・ツボ療法

　中薬外用剤を患部に塗布してから経絡およびツボに沿って推拿をすることによって薬効を高める方法である。

(1) 使用方法

● 患部と関連する経絡に沿って中薬外用剤を塗布してから経絡に沿って推拿をする。
● 疾病と関連するツボに外用剤を塗布してツボを刺激する。

(2) 使用上の注意事項

● 糜爛・滲出・潰瘍の部位には直接の推拿を避ける。
● よく弁証したうえで，推拿をする経絡およびツボを選ぶ。

8）温薬法

　薬物を加熱してから，患部に温める方法。もしくは薬物を塗布してから，塗布された部位を温める方法。または生薬末を燃やし，薬煙（燻薬とも呼ぶ）を患部に当てて皮膚疾患を治療する方法である。

　主に，温経散寒・活血化瘀・気血調和・止痒殺虫・消腫止痛の効果が期待され，寒性皮膚病（しもやけ・寒冷性多形紅斑・強皮症・慢性肥厚性疾患など）に適する。

(1) 使用方法

● 生薬末を炒め，もしくは蒸してから布袋に入れ，温かいうちに患部に当て温める。1 回 30 分程度，1 日 2 回。
● 患部に生薬軟膏・クリーム，膏薬剤などを塗布・貼り付けてから，遠赤外線器具で温める。1 回 15 分程度，1 日 1 〜 2 回。
● 生薬末を水墨画用紙（ティッシュペーパー）で巻いて棒状にし，火をつけ，患者が耐えられる気持ちのよい程度の距離を取り（15cm 程度），薬煙を患部に当てて温める。1 回 15 分，1 日 2 回。

(2) 使用上の注意事項

- 急性炎症性疾患には避ける。
- 滲出・糜爛などの患部には避ける。
- 温度を調節しやけどに注意する。

2 副作用の防止

　外用剤は経皮吸収であるため，皮膚表面および患部に直接吸収され薬効が発揮されやすい反面，刺激も受けやすい。したがって，パッチテストを行ってから刺激がないことを確認したうえで使用すべき。

3 外用治療にスキンケアを合わせる

　中医学において最重要視されるのは養生，いわゆる「未病を治す」である。ゆえに外用治療を行う際には，スキンケアと併用することも忘れてはならない。治療では皮膚を侵した邪気（炎症）などをおさえるため，清熱祛邪の生薬を多く使う。そこで，潤いを補う生薬などを多く使ってスキンケアを行えば，皮膚に対する気血津液の流れをよくすることができ，肌のバリア機能が強化され，傷ついた局部の修復も速くなると思われる。

第6章 その他の外用手技

1 艾灸療法

　艾灸とは艾葉（もぐさ）を燃焼させ，特定の部位（ツボもしくは患部）に熱刺激を与えて疾病を治療する方法である。

　中国では古代より灸の方法を用いて疾病を治療してきた。灸の素材として，艾葉は最もよく使われている。そのため灸は「艾灸」とも呼ばれてきた。

1 灸の基本原理と効能

　「艾灸」とは艾葉を細かく綿毛状にし，火をつけてから，患部・ツボ・経絡に熱刺激を与える方法である。「艾灸」は，艾葉の持つ芳香温散の性質を利用して薬力を体表の深部にまで導き，経絡とツボを通じて温陽散寒・通絡活血・散結消腫・扶正祛邪・養生強壮の作用を発揮する。

2 灸の手技

　灸のやり方は，弁証にもとづいて患部もしくは選んだ経絡やツボの位置に，燃焼させた艾葉末を用いて熱刺激を与える。皮膚またはツボ，経絡部に沿って，熱い・張る・倦怠感などの感覚があると，よりよい効果がある。1つの部位で5分程度，1日1回行う。

　臨床においては，灸には以下のような方法がある。

1）艾柱灸

　米粒大〜小豆大程度の艾葉末を取り，燃焼させて皮膚に灸をする方法である。

　艾柱灸には直接灸と間接灸がある。

（1）直接灸

　直接灸とは，皮膚に直接載せて燃焼させて灸をする方法である。

　そのうち，瘢痕が残らず，熱感を感じるとすぐにもぐさを取り除く無痕灸と，わざと化膿させて瘢痕が残る有痕灸（打膿灸）がある（有痕灸はやけどを起こすなど，かなり辛い方法であるため勧めない）。

　●無痕灸は灸を据えるのは1回3〜5壮，皮膚にやや紅暈が認められる程度でよいだろう。

- 有痕灸は1回のもぐさが燃えきった後にさらに追加して灸をし，一般に5～10壮行う。かなりの痛みを伴い，施灸後には化膿し瘢痕が残るため，よく患者に説明し，理解・同意を得ることが大切である。施灸後，灸をされたところが化膿し，5～6週間を経て痂皮が落ち瘢痕となる。

（2）間接灸

　間接灸とは，艾葉末と皮膚との間に他のもの（生姜・ニンニク・塩など）を挟んで，間接的に灸を行う方法である。

　生姜やニンニクを用いる場合は，生姜もしくはニンニクを5mm～1cm程度の厚さに輪切りし，針でいくつかの孔を開ける。それを灸をする場所に置き，その上に艾柱を載せて灸をする。

　塩を用いる場合は，臍部および患部に5mm～1cm程度のやや盛り上がるほどの塩を敷いて灸をする（塩の下地としてガーゼをひく場合もある）。

2）艾棒灸

　もぐさを綿紙（ティッシュペーパーのような薄くて柔らかい紙）で巻いて棒状の形にする。火をつけ燃焼させてツボや患部を温める方法である。

　艾棒を燃焼させ，患部および弁証によって選ばれたツボとの間に2～3cmほど離して温める。患者には熱感は感じるが，痛みがなく気持ちよい程度の温度調節を行い，皮膚にやや紅暈が認められたほうがよい。

　また，患部およびツボまでの距離を変えながら，灸による温度差をつけ，熱刺激の変化によってよりよい効果を引き出す方法もある。

3）温鍼灸

　温鍼灸とは鍼と灸を合わせた方法である。

　ツボもしくは患部に鍼を刺し，棒灸を1～2cm程度切り取って鍼の持ち手の部分に差し込み，火をつけて燃焼させる。鍼を通じてツボにさらに熱刺激を与えるやり方である。置鍼することが必要。鍼にプラスして灸も行いたい場合に適応する。

3　皮膚疾患における適応症

　以下のような病症が適応する。

　帯状疱疹・帯状疱疹後神経痛・疣贅・ビダール苔癬・乾癬・強皮症・脱毛・座瘡・尋常性白斑・慢性湿疹・結節性疾患など。

4　運用する際の注意点

- 弁証にもとづいてツボを選ぶ。
- 艾葉柱（もぐさ）の大きさ，灸の数は発疹の大きさや深さによって判断する。
- 灸をするとき，灸と皮膚との距離・燃焼時間などを調節ながら，灸をされた場所に，ジリジリする熱さを感じ，皮膚にやや紅暈がみられる程度がよい（やや痛みを感じることもある）。

- 実熱陽証には適応ではないといわれている。
- 頭と顔は諸陽の会であるため，特に必要な場合を除き，灸は避けたい。
- 妊娠期には灸は避けたい。

2　鍼治療

1　鍼治療の基本原理と効能

　鍼治療とは，選んだツボもしくは患部（阿是穴）に鍼を刺し，回旋させる（捻転），上下に動かす（提挿），もしくは振動させるなどの手技を行って，営衛・気血・経絡の流れおよび臓腑機能を調節し，疾病を治療する方法である。

　中医学のうち，鍼治療は最も古い治療方法の1つである。最初は砭石（治療のために作られた尖った石）を用いて治療を行ったが，春秋戦国時代になり，金属製の鍼が登場し，治療効果が高められた。また，鍼の形状も用途に応じて長さや形が異なるものが開発された（九鍼）。現代になるとステンレス製の毫鍼・三稜鍼・皮膚鍼などがよく使われている。

2　鍼治療の手技

1）毫鍼

　毫鍼は最も汎用されている鍼である。気血調和・通絡活血・扶正祛邪・陰陽を調和する働きが認められる。

　弁証論治にもとづき選んだツボに毫鍼を刺し，提挿・捻転などの手技を行ってツボと経絡に刺激を与えて治療効果を発揮する。

　刺鍼方法には，片手で刺す方法と両手で刺す方法および管鍼法がある。

　刺す角度に関しては，皮膚に対して垂直にまっすぐ刺す直刺法（筋肉の多い場所，たとえば四肢・腰などに適応），45度程度斜めに刺す斜刺法（筋肉の少ない場所に適応，たとえば四肢末端などに適応），15～20度程度で浅く皮下に刺し，皮膚表面に対し水平に刺す平行刺法（筋肉の薄い場所に適応，たとえば頭・顔・胸・背部など）がある。

　深さは刺す角度と関連している。刺した後に鍼感が得られ，臓器を損傷させないことを基準にする。深く刺したい場合は，まっすぐ刺す直刺法を選び，浅く刺したい場合は，斜刺法もしくは平行刺法を選ぶ。

2）電気鍼

　電気鍼は毫鍼でツボを刺した後に，鍼の持ち手から微量の電気を流し，鍼の刺激に電気の刺激を加えてさらに経絡とツボへの刺激を強化することによってよりよい治療効果を引き出す方法である。

　電気鍼は現代になって発展してきた方法である。

3）火鍼（か しん）

火鍼は火で赤くなるまで焼いた鍼を用いて迅速にツ
ボや病変部に刺して刺激する方法である。

鍼の刺激以外に，ツボや病変部に温熱性の刺激を与
えることによって疾患を治療する方法である。

毫鍼治療と灸治療の両方の効果を期待したい場合に
選択する方法である。

火鍼の歴史は古く，2 千年前の『黄帝内経』に「焠
鍼」「燔鍼」と記載されている鍼灸の手技である。

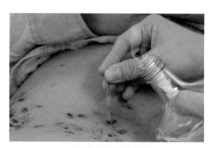

火鍼の施術の様子

4）耳鍼（じ しん）

耳鍼は耳介にあるツボに鍼・耳鍼・種子粒の貼り付けなどを行うことによってツボに刺激を
与え，疾患を治療する方法である。

耳鍼理論の源流は『黄帝内経』に記載された耳と経脈・経別・経筋との関連に由来し，近代
になって，耳介部と内臓との相関部位・ツボなどの設定，さらに耳鍼治療システムにまで発展
した。耳鍼治療の理論では，臓腑や気血津液などの異常は経絡を通じて耳介部の特定部位やツ
ボに反映されるとされる。そのため，耳介の特定の部位を刺激することによって疾患を治療す
ることができる。

耳鍼の手技は鍼（毫鍼・埋鍼）で刺す方法と，種子（多くは王不留行の種を使う）を用いて
特定部位に貼り付ける方法とがある。

5）梅花鍼（ばい か しん）

梅花鍼は皮膚鍼の一種で，鍼先に梅の花の形をした 7 本の小さな鍼が付いていることから，
七星梅針とも呼ばれている。

梅花鍼を用いて皮膚表面の特定部位を叩くだけで筋肉には入らない。この療法の刺激部位は
皮膚の「十二皮部」である。十二皮部とは皮膚表面における臓腑十二経脈の所属場所である。
十二皮部を刺激すれば，対応する経脈の気血の巡りを促進できる。そのため経絡や内臓の働き
を調節する治療効果が得られ，病気の治療および予防の目的が達成できる。

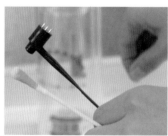 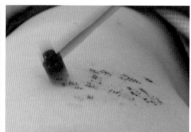

梅花鍼と施術の様子

3　皮膚病における鍼治療の適応症

皮膚病に対し鍼治療は以下の病症に適応する。

　帯状疱疹，帯状疱疹後神経痛，慢性湿疹の浸潤・肥厚の苔癬化発疹，慢性蕁麻疹，ビダール苔癬，皮膚瘙痒症，結節性痒疹，尋常性乾癬の安定期・肥厚局面の病変，痤瘡の膿疱・結節病変，脱毛症，強皮症，皮膚筋炎，疣贅など。主に慢性炎症性皮膚症状，たとえば苔癬化・結節・嚢腫・肥厚する局面・痛み・頑固な痒みなどに適応する。

4　よく選ばれるツボ

　ツボの選択は経脈にもとづきツボを選ぶか，もしくは近隣のツボを配合する方法がある。さらに，虚実にもとづき，補あるいは瀉の手技を施す。

　よく選ばれる経穴として合谷・太淵・曲池・陰陵泉・陽陵泉・委中・少衝・太衝・内関・支溝・太渓・神門・崑崙などがある

　よく選ばれる奇穴としては，四神聡・印堂・魚腰・太陽・牽正・八風・環中・膝眼などがある。

　また，顔・頭の場合は，聴会・翳風・下関・陽白・四白・承漿などがよく配合される。

　上肢の場合は，挟脊・少海・手五里・曲池・曲沢などがよく配合される。

　下肢の場合は，環跳・殷門・委中・陽陵泉・衝門などがよく配合される。

　腰の場合は，気海兪・八髎・腎兪などがよく配合される。

　電気鍼・火鍼では，阿是穴・痛む部位・病変部に直接刺激することもよくある。

5　鍼治療の注意点

● 暈鍼・鍼の弯曲・折鍼などを防ぎ，正しく対応する。
● 空腹もしくは過食・酒酔い・疲れている場合は，鍼治療を避ける。
● 出血傾向の強い人には慎重に鍼治療を行う。
● 皮膚の感染症・潰瘍・腫瘤部位には鍼治療を避けるべき。
● 胸・背に刺す際は内臓を損傷しないように深く直刺しないこと。
● 妊娠期間には腹部の鍼治療を避ける。
● 妊娠期間には，三陰交・合谷・崑崙など活血通絡のツボを避けたほうがよい。
● 電気鍼を行う際は，電流の強さ，電流のパターンを正しく選ぶこと。
● 鍼治療の前後によく消毒し，感染しないように注意すること。

3　吸玉（カッピング）治療

1　吸玉治療の基本原理と効能

　吸玉治療は古い時代から応用されてきた。古代では動物の角が使われたため，「角法」と呼ばれた。現代になってガラス製の球状のカップなどの容器が用いられるようになった。

　施術する際に容器を加熱し，カップ内に熱い空気が溜まった状態にして容器を皮膚に付着させ，熱い空気の冷却収縮によってカップ内部の圧力を低下させ，その陰圧の吸引力を利用して

体表に滞っている瘀血を排出させ，行気活血・通絡止痛・解毒散結・祛風散寒の効果をはかる治療方法である。古代には主に排膿させたい場合にこの方法が使われた。

2　吸玉治療の手技

1）使用する容器の種類

　古代では動物の角が使われたが，その後，竹製の罐や陶器，現代ではガラス製の球状の容器がよく使われている。

2）操作方法

1）**火罐法（留罐）**：吸玉の中で火を燃やし，内側の空気を加熱した吸玉を素早く皮膚に付着させ，熱い空気の冷却収縮によって生じた陰圧を利用し，吸玉を10〜15分程度，施術する場所の皮膚に吸引させてから，容器を外す。カッピングで最も用いられている方法であり，単罐（1つの吸玉のみ）と多罐（複数の吸玉）がある。

2）**走罐法（スライドカッピング）**：より大きなサイズの吸玉を使う。まず，皮膚に接触する部位にワセリンなど潤滑油を付ける，もしくは皮膚に軟膏を塗って滑りをよくしてから，吸玉の中を火で加熱してから迅速に吸玉を皮膚に付着させ，吸引している状態で経絡に沿って皮膚表面で罐を滑らせる方法である。スピードは大体1秒間で10〜15cm程度移動させる。最後に力を入れて吸玉を外す。同様の方法で予定した部位に繰り返し施術する。1回の治療では20回程度のスライドカッピングを行う。1日1回，1週間を1クールとする。この方法は面積が広く，筋肉が多い場所，たとえば背部・腰部・大腿部に適応する。

3）**閃罐法**：火罐法の手技と同じであるが，吸玉を皮膚に付着させた後，すぐに外す。また，付けて外すことを皮膚が赤くなるまで繰り返し施術する方法である。

4）**刺絡抜罐**：瀉血抜罐法とも呼ぶ。まず，患部を消毒し，その後に梅花鍼もしくは毫鍼を用いて患部を浅く刺して出血させる。その後，出血部に火罐の手技で抜罐すると，さらに吸引力が増して出血量が増える。出血量が5〜10ml程度になれば，吸玉を外す。血を拭き取り，患部を消毒して完了である。

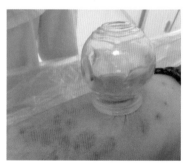 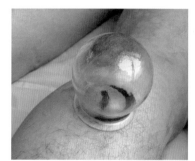

吸玉（カッピング）治療の様子　　　　　刺絡抜罐法の様子

3　皮膚病における吸玉（カッピング）治療の適応症

　皮膚病において吸玉治療は以下の病症に適応する。

慢性蕁麻疹・強皮症・皮膚筋炎・皮膚瘙痒症・ビダール苔癬・嚢腫・結節性痤瘡・慢性湿疹の苔癬化・肥厚性局面・尋常性乾癬・帯状疱疹・帯状疱疹後神経痛など。

4 吸玉治療の注意点

- 初めて治療を受ける場合は，1回に治療する抜罐の数は少なめに設定したほうがよい。
- 抜罐を行うのはなるべく筋肉の多い場所を選ぶ。
- 施術するときに皮膚を傷つけないよう注意しながら行う。
- 留罐の時間は観察しながら正確に把握し，皮膚に水疱を作らないように注意する。
- 吸玉を外すときは，片手で吸玉を持ち，もう一方の手で吸玉と皮膚の接着辺縁の皮膚を軽く押し，吸玉に空気を入れれば自然に外せる。
- 走罐（スライドカッピング）を行うときは，力を入れて押すことを避け，吸玉をやや持ち上げながら滑らせる。
- 出血しやすい傾向がある人には用いない。
- 皮膚に，接触性皮膚炎・浮腫・糜爛・急性皮膚炎症がある場所は避ける。
- 妊婦の腹部・腰部は避ける。

4 刮痧

1 刮痧治療の基本原理と効能

刮痧（かっさ）は辺縁が滑らかな板状の器具（古代では銅銭など，現代では水牛角製のヘラ）を体の特定部位に当て，前後に繰り返し滑らかに擦らせることによって，皮下に赤い斑もしくは紫斑を起こさせる方法で疾病を治療するものである。

刮痧治療の中医学的なメカニズムは，体表を流れる十二経脈および奇経八脈の経絡部位に滑らかな刺激を与えることによって気血の流れをよくし，通絡祛邪・清熱解毒・行気止痛・健脾和胃・活血化瘀の効果をはかるものである。メカニズムは瀉血治療と共通性があると考えられている。

刮痧治療は一般的に「急則治其標（緊急の場合は標治を行う）」の方法として知られているが，近代になって，系統的な理論を有し，手技や器具も改良され，多くの病気の治療に用いられる自然療法の一つに成長している。また，養生や美肌にも使われている。

2 刮痧治療の手技

1）刮痧治療に使われる器具

古代では，麻縄・綿の縄・竹・木・銅銭・磁器の破片・磁器のスプーン・動物の角などが使われてきたが，現代では牛の角で作ったヘラや，玉（ぎょく）で作ったヘラが主流である。施術するときの潤滑剤は，古くから用いられてきた水・食用オイル・生姜汁・酒などから，現代的な専用の

刮痧用クリームや刮痧用オイルなどが使われる。

2）刮痧治療の部位や手技の選択

● 主に弁証論治にもとづいてツボを選び，経絡の走行に沿って行うことが多い。いわゆる弁証刮痧と呼ばれる。

● 病証に応じて力を加減する。多くはまず軽く擦り，徐々に力を加えていく。

● 刮痧には，直接刮痧（潤滑剤を皮膚に塗布してから皮膚表面に直接刮痧をする方法），間接刮痧（皮膚の表面に潤滑剤を塗布し，さらにその上に布・ガーゼ・絹などを敷いてから刮痧をする方法。皮膚を保護する作用に優れ，小児・高齢者・皮膚が弱い人に使われる），捻転刮痧（施術者の手に潤滑剤を付けて皮膚の表面を捻る方法）などの方法があり，さらに，按摩の点圧法・叩く方法・瀉血法なども併せて行うことがある。

● よく選ばれる経絡は，督脈・膀胱経・陽明経・任脈など。

● 刮痧に用いるヘラは皮膚表面に対し 45 度の角度にし，経絡の走行方向および血流の方向に沿って上から下へ擦り流す。力を均一にし，力加減は受ける人がやや痛いが気持ちよい程度が一番よい。赤い痧疹が現れるまで繰り返し刮痧を続ける。刮痧治療を行った後，一時的に皮膚表面に痛みとヒリヒリとする感覚が生じる。

● 2回目以後の刮痧治療では，前回の施術時に生じた痧疹と痛みが消退してから行うべきである。一般的に刮痧治療は5日間の間隔を取ったほうがよいと思われる。病状の回復具合に応じて，3～7回の刮痧治療を1クールとする。

3 皮膚病における刮痧治療の適応症

皮膚病において刮痧治療は以下の病症に適する。
肝斑・帯状疱疹・帯状疱疹後神経痛・慢性湿疹・ビダール苔癬・皮膚瘙痒症・脱毛など。

4 刮痧治療の注意点

● 四診のデータにもとづき病状をよく分析し，弁証によって刮痧を行う場所・経絡・ツボを選ぶ。

● 寒熱・虚実の度合いによって手技を選ぶ。

● 養生として行う場合は必ずしも痧疹を出す必要はない。

● 刮痧治療を行う際，患者に刮痧治療の特性をよく説明する。

● 刮痧治療を行う際は，特にカゼをひかないように室温を調節する。

● 刮痧を行うときは，辺縁が滑らか器具を選ぶべき。

● 刮痧治療中に，患者の体調を随時チェックし，大量の発汗・脈が乱れるといった症状がみられた場合はただちに中止する。

● 刮痧治療を行った後には，冷水浴を避け，充分に休息をとる。

● 妊婦に対しては，腰部や腹部に刮痧を行わないこと。

● 皮膚の感染症部位には刮痧を行わないこと。

● 出血傾向がある人には刮痧を避けるべき。

第7章 皮膚病における外用治療の選択——「病」

1 湿疹・皮膚炎・薬疹

　湿疹と皮膚炎は類似した皮膚症状を呈する皮膚疾患である

　次の図に示すように紅斑・滲出・糜爛・丘疹・結節・痂皮・鱗屑・苔癬化などの症状が主となる。発疹は多形性，対称的発症，浸潤がよくみられる。再発しやすく，慢性化し，瘙痒を伴うことが特徴である。

　発症時および進行中に皮膚の炎症反応は激しく，紅斑・丘疹・水疱・滲出・糜爛・膿疱などの発疹が目立つ急性炎症段階と，慢性の病程を呈し，丘疹・結節・鱗屑・苔癬化などの発疹が主となる慢性炎症段階に分けられる。

湿疹皮膚炎症状 ＝ 紅斑＋滲出・びらん＋丘疹・結節＋鱗屑＋苔癬化

急性湿疹型：湿熱・血熱・熱毒
清熱利湿・涼血解毒

慢性湿疹型：血虚風燥・内虚
養血祛風・潤燥止痒・健脾補腎

急性・慢性湿疹の混合型：虚実混雑
祛邪扶正・補虚瀉実

　疾患としては，接触性皮膚炎・湿疹・アトピー性皮膚炎・脂漏性皮膚炎・貨幣状湿疹と自家感作性皮膚炎・薬疹と中毒疹などがある。

1 接触皮膚炎（中医病名：漆瘡・膏薬風）

　接触皮膚炎とは接触源が作用した部位に限局した湿疹反応を指す。生活環境内のほとんどすべてのものが接触源となりうる。通称「かぶれ」である。

1）症状の特徴
- 接触歴がある。
- 発疹は接触した部位に限って発症する。

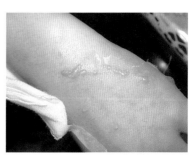

接触性皮膚炎

- 潜伏期がある場合もある（数分〜数日まで。再度接触すれば，24時間以内に発症することが多い）。
- 軽微なときには，ピンク色あるいは濃い紅斑，軽度の浮腫，紅斑の上に密集する小丘疹がみられる。
- 重度のときには，浮腫を伴う紅斑，密集する丘疹，水疱（時に大きい）がみられる。時に糜爛・滲出を呈する。発熱・倦怠感などの全身反応が認められることもある。
- 繰り返し刺激が加わると，皮膚の肥厚・苔癬化を引き起こす。
- 光接触皮膚炎の場合には，光線照射を受けた部位に限局する日焼け様症状または湿疹症状を呈する。光線照射の繰り返しによって慢性皮膚病変になる。
- 接触源と触れた部位に一致した湿疹反応を呈する（症状の散布もある）。
- 瘙痒感がある。
- 化粧品による皮膚炎のなかには，色素沈着のみ来す場合がある（リール黒皮症・色素性接触皮膚炎）。

2）外用治療とスキンケア

(1) 外用剤の選択

● 薬液湿布法

　浮腫を伴う紅斑や滲出部に清熱解毒・収斂止痒の生薬と処方を選ぶ。1日2〜3回。3日を1クールとする。

　馬歯莧液（1.5〜3％）・黄柏・白鮮皮などの濃度2〜3％の薬液を用いて湿布する。

　黄芩湯（『太平聖恵方』），苦参湯（『瘍科心得集』），蛇床子洗剤（『中医皮膚学簡編』）なども使える。

● 中薬懸濁液塗布法

　外用粉剤を用いて，液体（水もしくはオイル）で懸濁液にしたりシャーベット状にしたりして病変局部に塗布する方法である。たとえば祛湿散（『趙炳南臨床経験集』），三黄洗剤（『中医外科学』），青柏散（『中医皮膚病学簡編』），二黄散（『聖済総録』），三妙散（『医宗金鑑』）など。

● 中薬燻蒸法

　慢性の接触性皮膚炎もしくは回復期の接触性皮膚炎に対し，清熱利湿・解毒止痒の処方以外に，養血活血潤膚の生薬（当帰・丹参・桃仁など）を用いて局部を薬浴することによって回復を促す方法である。たとえば苦参湯（『瘍科心得集』）＋当帰・地黄・桃仁，黄芩湯（『太平聖恵方』）＋桃仁・丹参など。

● 油剤・軟膏塗布法

　慢性の接触性皮膚炎もしくは回復期の接触性皮膚炎に対し，解毒潤膚・活血通絡の油剤や軟膏の処方を塗布する方法である。たとえば紫草油（『瘡瘍大全』『中医皮膚病診療学』），地楡紫草油（経験方），黄連膏（『医宗金鑑』），黄連神膏（『寿世新編』），紫雲膏（華岡青洲経験方），紫連膏（経験方）など。

(2) 瀉血，吸玉療法

- 急性の接触性皮膚炎に対し，耳尖穴に瀉血，もしくは委中・至陽穴に瀉血吸玉療法を用いて瀉熱する方法もある。1日1回，5〜10日を1クールとする。

3）注意事項

- 接触物を除去する。
- できるだけシンプルな方法で治療する。さらに，やさしく，刺激の少ない方法を選ぶ。
- 清熱止痒散と祛風止痒散を用いて患部に湿布を行う。
- 急性期には滲出の有無にかかわらず，原則として湿布を行う。
- 慢性期には苔癬化部位に油剤・軟膏剤などを塗布する。ただし，刺激になるかどうかを慎重に見極める必要がある。
- 手の保護が最も重要。水仕事，その他による刺激の防止。綿の手袋の着用。

2 湿疹（中医病名：湿瘡）

　さまざまな内・外の刺激物によってアレルギー性炎症反応を引き起こし，皮膚に痒みを伴う紅斑・丘疹・水疱・糜爛・鱗屑・苔癬化など，さまざまな症状（湿疹様反応）が認められる疾患である。

　よくみられるのはアレルギー性の皮膚炎症性疾患であり，特に遅延型アレルギー反応が多い。湿疹は独立した疾患ではなく，いくつかのアレルギー性皮膚炎を含む疾患群であるとする説もある。

1）症状の特徴

(1) 症状

- 皮膚の損傷は多形性（紅斑・丘疹・水疱・膿疱・糜爛・痂皮・鱗屑・苔癬化などが混在）。
- 急性の場合は丘疹・紅斑・滲出・水疱などが多く認められる。
- 慢性の場合は丘疹・結節・鱗屑・痂皮・苔癬化の症状が多く認められる。
- 瀰漫性に分布し，対称性の傾向がある。
- 瘙痒を伴い，繰り返し再発する。

(2) 分類

　臨床上では，急性湿疹と慢性湿疹に分けることが多い。

急性湿疹	滲出性紅斑・浮腫性紅斑・丘疹・水疱・糜爛などが多形性を示す。これらの症状が混在，あるいは単一の皮疹が主要表現としてみられる。発症が急である。
慢性湿疹	急性湿疹からの持続。鱗屑・浸潤性の肥厚局面・痂皮・苔蘚化・色素沈着などがおもな変化である。時に急性・亜急性発疹を伴う。

- 紅斑・丘疹が主たる症状となる場合は風熱・血熱が多い。
- 水疱・糜爛・痂皮は湿熱が多い。
- 膿疱は熱毒である。
- 落屑・苔癬化・乾燥は燥邪によるものが多い。
- 場合によっては，寒湿や内臓の虚弱によるものもしばしばみられる。

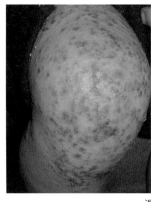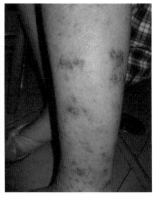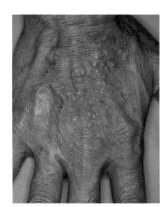

湿疹　　　　　　　　　　　　　　　　　　　手湿疹

２）外用療法とスキンケア

（1）急性湿疹

●薬液湿布法

浮腫を伴う紅斑・滲出部には，清熱解毒・収斂止痒の生薬と処方を選ぶ。１日２〜３回。３日を１クールとする。たとえば紅斑・滲出の部分には３〜５％馬歯莧液で湿布する。

また，三黄洗剤（『中医外科学』），黄芩湯（『太平聖恵方』），苦参湯（『瘍科心得集』），蛇床子洗剤（『中医皮膚学簡編』），止痒祛湿洗剤（『中医外科外治法』）なども使える。

外陰部の湿疹には，1.5〜３％馬歯莧液を湿布する。または苦参10ｇ，地膚子10ｇ，蛇床子10ｇを煎じたものを局部に湿布する。

●油剤・油性軟膏塗布法

油剤は刺激が少ないため，より安全に広い範囲に適応し，急性湿疹の糜爛面などにも使われている。たとえば青黛散をゴマ油やオリーブオイルに混ぜて患部に塗布する。また，紫草油（『瘡瘍大全』），紫草油（『中医皮膚病診療学』），地楡紫草油（経験方），黄連膏（『医宗金鑑』），黄連神膏（『寿世新編』），紫雲膏（華岡青洲経験方），紫連膏（経験方）など。

●瀉血療法

急性湿疹に対し，赤い腫れが目立つ場合は，耳尖穴に瀉血療法を用いて瀉熱する方法もあり，１日１回，３日を１クールとする。

●鍼灸療法

急性湿疹の滲出が目立ち，赤い腫れの症状に対して，大錐・血海・曲池・肺兪・脾兪などに鍼治療を行い，上半身の発疹には合谷・内関，下半身の発疹には足三里・三陰交を配合する。１日１回，10日を１クールとする。

（2）慢性乾燥性湿疹

慢性乾燥性湿疹もしくは回復期の湿疹に対し，清熱利湿・解毒止痒の処方以外に，養血活血潤膚の生薬を用いることによって回復を促す方法が多い。

●薬液湿布法

潤膚止痒散＋祛風止痒散（雲南中医医院経験方）を煎じたものを患部に湿布する。

●中薬懸濁液塗布法

外用粉剤を用いて，液体（水もしくはオイル）で懸濁液やシャーベット状にして病変の局部に塗布する方法である．1日2回，7日を1クールとする．

湿疹散（黄柏100g，白芷50g，荊芥50g，蒼朮100gを粉にする）を滲出患部に，乾燥・痂皮になるまで振りかける．もし，滲出液がないか，滲出液が少なく，瘙痒を伴うときには，植物油を用いてのり状に混合して塗布する．各タイプの湿疹でも使える．

また，祛湿散（『趙炳南臨床経験集』），九華粉（『朱仁康臨床経験集』），青柏散（『中医皮膚病学簡編』），二黄散（『聖済総録』），三妙散（『医宗金鑑』）なども使える．

●中薬燻蒸・入浴法

慢性湿疹で，肥厚・増殖する苔癬化・鱗屑などの場合は，祛風止痒散＋潤膚止痒散を煎じたもので入浴する．

全身性の瘙痒性発疹の場合は，馬歯莧・蒼耳子・地膚子・黄柏・百部・苦参・蛇床子・川椒各10gを煎じたもので入浴する．

また，肥厚・増殖する苔癬には，燥湿潤燥・止痒の生薬を薬巻きにして火をつけ燻蒸する方法がある．たとえば，煙燻散（『外傷科学』），子油燻薬（『趙炳南臨床経験集』）など．

●油剤・軟膏塗布法

局部の発疹・鱗屑・苔癬化・亀裂などには，紫雲膏（華岡青洲経験方），または中黄膏（華岡青洲経験方），三黄軟膏（『中医外科』）を塗布する．

●吸玉療法

慢性の頑固な限局性湿疹・苔癬化の場合には，吸玉療法を用いて活血化瘀・通絡軟堅の効果を果たす．1日1回，10日を1クールとする．

●鍼灸療法

慢性湿疹で滲出が目立たず，増殖・肥厚する場合は，足三里・豊隆・三陰交・曲池・血海・合谷などに鍼治療を行う．1日1回，10日を1クールとする．

3）注意事項

●急性湿疹に対しては高温の湯や化学洗剤を用いて洗うことを避ける．
●できるだけシンプルな方法で治療する．さらに，やさしく・刺激の少ない方法を選ぶ．
●慢性期には苔癬化部位に油剤・軟膏剤などを塗布するが，刺激になるかどうかを慎重に見極める必要がある．

3　アトピー性皮膚炎（中医病名：四弯風・胎斂瘡・血風瘡）

アトピー性皮膚炎とは，遺伝性体質による皮膚のバリアー機能の低下があり，アレルギー反応を発生しやすい素因を持つところに，さらにさまざまな刺激因子が加わり，繰り返し増悪・寛解する慢性湿疹・皮膚炎症状のことである．

1）症状の特徴

●湿疹様発疹，激しい瘙痒，滲出傾向が強いといった特徴がみられる．
●年齢段階に応じて異なる特徴の症状がみられる（乳児期・小児期・思春期・成人期）．

● 家族にアレルギー疾患を持つことが多い。
● 乳幼児には頭部・顔面に湿潤性紅斑・痂皮が多くみられる。小児期は顔面・体幹部の紅色丘疹，体幹部の鳥肌様丘疹，肘窩・膝窩の湿潤性病巣，苔癬化病巣，耳切れ，顔面の単純性粃糠疹（はたけ），体幹・四肢の貨幣状湿疹様病巣，ドライスキン（毛孔に一致する角化性小丘疹・鱗屑）がしばしばみられる。

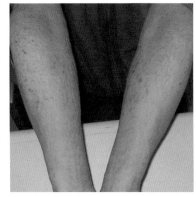
アトピー性皮膚炎慢性炎症

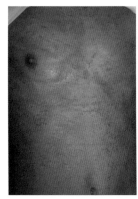
アトピー性皮膚炎紅皮症

● 思春期・成人期には，小児期の症状に似たものが全身に拡大し，乾燥傾向がさらに強くなる。暗紅色，粗造した苔癬化，鱗屑が多い。多数の搔破痕や結節がみられることがある。
● 時に手足の皮膚炎・口唇炎・魚鱗癬・結膜炎・下眼瞼の特徴的な皺・外側1/3の眉毛が薄くなる場合もある。

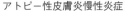
アトピードライスキン

● アトピー性皮膚炎患者の皮膚の特徴——乾燥肌（ドライスキン）
● 皮膚表皮のバリア機能低下があり，易刺激皮膚になっている。

2）外用とスキンケア
（1）外用剤の選択
● 薬液湿布法

　滲出性紅斑・糜爛・浮腫などを伴う発疹には，馬歯莧・野菊花・黄柏・蒲公英・苦参各15gを水2,000mlで1,500mlになるまで煎じ，室温まで冷ました後，患部に15〜20分程度湿布する。1日2〜3回。

　3〜5％馬歯莧液（馬歯莧15g）を水で300mlになるまで煎じ，30℃くらいまで冷ましたものを患部に湿布する。

　三黄洗剤（『中医外科学』），蛇床子洗剤（『中医皮膚病学簡編』），潤膚止痒散加祛風止痒散（雲南中医院経験方），止痒祛湿洗剤（『中医外科外治法』）を用いて患部に湿布する。

　上記の処方は，スプレーとして患部に随時使える。

● 中薬懸濁液塗布法

　紅斑・苔癬化局面に祛湿散（『趙炳南臨床経験集』），湿疹散（『中医皮膚病診療学』），青柏散（『中医皮膚病学簡編』），二黄散（『聖済総録』），三妙散（『医宗金鑑』）なども使える。

● 油剤・軟膏塗布法

　潰瘍・糜爛面などには，紫草油・黄金万紅膏を用いて患部に塗布する。

● 中薬密封療法

　乾燥性苔癬化・鱗屑・結節などの症状に対して，黄連膏（『医宗金鑑』），黄連膏（『経験良方

匯抄』），紫草油（『瘡瘍大全』），青黛膏（経験方）などを用いて患部に塗布し，その上をラップとガーゼで巻く。1日1回，1回2〜4時間密封する。

(2) その他の療法
● 中薬燻蒸・入浴法

鱗屑・苔癬化・痒疹・色素沈着など広範囲の発疹の場合は，黄芩湯（『太平聖恵方』），止痒洗剤Ⅲ号（『中医外科外治法』），止痒洗剤Ⅰ号（『中医外科外治法』），止痒祛湿洗剤（『中医外科外治法』）などを煎じたもので入浴する。

● 吸玉療法

慢性の頑固な苔癬化には，走罐（スライドカッピング）法を用いて，活血化瘀・通絡軟堅の効果を果たす。1日1回，10日を1クールとする。

まず，皮膚に紫草油もしくは黄連膏を塗って滑りをよくしてから，加熱した吸玉を迅速に皮膚に付着させ，吸引している状態で病変部に沿って罐を滑らせる。およそ1秒間に10〜15cm程度動かす。最後に力を入れて吸玉を外す。1回の治療で20回程度のスライドカッピングを行う。1日1回，1週間を1クールとする。

● 鍼灸療法

苔癬化・増殖・肥厚には，足三里・豊隆・三陰交・曲池・血海・合谷などに鍼治療を行い，1日1回，10日を1クールとする。

(3) スキンケア
● 短時間の入浴を心がける。石鹸やシャンプーは刺激の少ないほうがよい。
● 入浴時，保湿性の高い入浴剤を勧める。
● 入浴後，すぐに全身の保湿スキンケアを行う。
● 普段からこまめなスキンケアを心がける。

3) 注意事項
● 皮膚は非常に敏感になっているので，シンプルな処方から始めたほうがよい。
● 外用剤は低濃度から開始し，反応をみながら濃度を調節する。
● 保湿は非常に大事であるので，スキンケアの重要性をよく説明する。
● 過剰な皮膚への刺激を避け，できるだけ皮膚を壊さないように心がける。

4 脂漏性皮膚炎（中医病名：面游風・白屑風）

頭部・顔面・胸部・背部・腋窩などの脂漏部位に生じる，脂性・鱗屑を伴う紅斑などの炎症性皮膚疾患。

1) 症状の特徴
● 発疹は淡紅色あるいは黄色を帯びた紅斑。紅斑の表面に脂性鱗屑または黄色い痂皮が付着。乾燥性発疹には粃糠様落屑（フケ）がみられ，痒みを伴う。時に眉毛・鼻唇溝部に鱗屑を伴った紅色丘疹の集簇した局面形成がみられる。脇の下・乳房下・陰部に黄色痂皮のある紅斑局

面がみられる。乳幼児では，頭部に黄白色の厚い痂皮の形成，前額・眉毛部に黄白色の痂皮のある毛孔一致性の紅色丘疹が集簇する。時に体幹部に拡大することもある。

● 発疹には乾燥性と脂性の両方がある。

● 脂性肌または混合肌。

● イライラ・ほてり・煩躁しやすい傾向がある。

● 偏食，刺激の強い食事を摂り過ぎる傾向がある。

● 乾燥性のものでは血熱風燥（紅斑が目立つ）または血虚風燥（紅斑は目立たない）が多くみられる。

● 脂性の発疹には湿熱血熱によるものが多い。

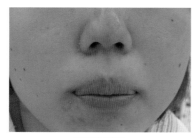
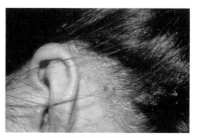

脂漏性湿疹　　　　　　　　脂漏性皮膚炎（髪際）

2）外用治療

(1) 処方選択

● 薬浴法

頭部の病巣に苦参水（『中医皮膚病学簡編』），または蛇床子洗剤（『中医皮膚病学簡編』）もしくは透骨草・皂角・側柏葉・苦参・白芷・蒼耳子・大黄各 10 g を煎じた液を用いて頭部を洗う。

また，脂漏性皮膚炎洗剤（『朱仁康臨床経験集』），三黄洗剤（『中医外科学』），燥湿洗薬（『実用中医外科学』），透骨草方（『趙炳南臨床経験集』）を用いて患部を洗う。

乾燥・鱗屑・痒みが多い場合は，抗真菌の働きがある生薬を配合して薬浴したほうがよいと思われる。たとえば，百部・苦参・藿香など。処方としてはアロエ洗剤（『中医皮膚病学簡編』），苦参湯（『瘍科心得集』），黄丁水洗剤（『中医皮膚病診療学』），藿香洗剤（『外傷科学』）などが使える。

● 薬液塗布法

顔面と体幹部の病巣に使える方法である。

滲出傾向がある病巣には，清熱利湿・解毒止痒の効果がある 3 〜 5 ％馬歯莧液を用いて患部に湿布する。

乾燥性鱗屑・瘙痒の病巣には，養血潤膚の生薬・処方が選ばれる。たとえば潤膚止痒散（雲南中医院経験方），祛風止痒散（雲南中医医院経験方）など。

(2) その他の療法

● 鍼灸療法

風池・風府・百会・四神聡・承山・肝兪・脾兪など。痒みの強い場合には大椎を加え鍼治療を行う。実証の場合は瀉の手技で，虚証の場合は補の手技で施術する。30 分留鍼する。1 日 1 〜 2 回，10 日を 1 クールとする。

●**耳穴の治療法**

　耳穴の肺・内分泌・副腎・心・肝などの部位に，珠を貼り付けて治療する。1日1回，10日を1クールとする。

●**刮痧療法**

　背中の刮痧療法，特に督脈への施術は一定の効果があるといわれている。一般的に1日1回，3～7日を1クールとする。

●**耳尖瀉血療法**

　肺熱胃熱型に適応する。耳尖部位に瀉血することによって瀉熱することができる。2日1回。

3）注意事項

●食養生を重視し，脂っこい・刺激の強い食べものを避ける。

●ストレスを避ける。

5　薬疹（中医病名：中薬毒・膏薬風）

　薬剤により誘発された発疹である。あらゆる薬剤で薬疹を引き起こす可能性がある。

1）症状の特徴

●薬剤の摂取歴がある。

●症状が多彩である。

●紅斑・丘疹型（麻疹・風疹型）：全身に散在性の紅色小丘疹・紅斑・斑丘疹が出現する。特に体幹部に現れやすい。ひどいときには紫斑もみられる。

●蕁麻疹型：急性蕁麻疹に似て，大小不揃いな浮腫性紅斑・膨疹が認められる。

●多形滲出性紅斑型：多形滲出性紅斑様発疹・丘疹・水疱などが認められる。

●湿疹型：浮腫を伴う紅斑・丘疹・水疱・糜爛・滲出など多形性発疹が認められる。

●固定薬疹型：発疹は円形・楕円形の紅斑で，紫紅色の斑を呈する。通常は1個であるが，時に数個みられることもある。ひどいときには表面に水疱が認められる。

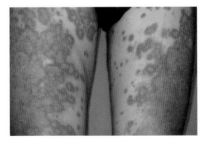

薬疹（下肢）

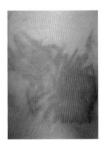

薬疹（側胸）

●中毒性表皮壊死症：最も重症な型である。全身性の浮腫性発赤・水疱・表皮の剥離・熱傷様症状・発熱・呼吸困難・肝腎機能の障害など，生命が脅かされる。

●その他：紅皮症様発疹・紫斑・日光疹様発疹・扁平苔癬様発疹などがみられることもある。

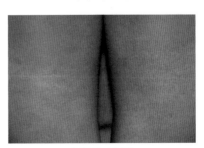

中毒疹（太腿）

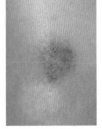

固定薬疹

2）外用とスキンケア

（1）処方選択

●薬液湿布法

浮腫を伴う紅斑・滲出部に馬歯莧液（1.5～3％）を用いて冷湿布する。もしくは金銀花・蒲公英・野菊花・紫花地丁・黄連・黄柏各 10 g を水 1,000ml で煎じたものを患部に湿布する。また，苦参湿敷法（『中医皮膚病学簡編』），復方馬歯莧洗方（『趙炳南臨床経験集』），椒柏洗剤（『中医皮膚病簡編』），外用消毒湯（『御薬院方』），黄芩湯（『太平聖恵方』）などの処方も使える。

●油剤・軟膏塗布法

発疹が消退し，乾燥・鱗屑などがみられる場合に，活血化瘀の生薬油剤や軟膏を用いる方法である。たとえば，黄連膏（『中医外科証治経験』），黄連膏（『経験良方匯抄』），黄連膏（『医宗金鑑』），紫帰油（『外科証治全書』），紫草油（『瘡瘍大全』）などを用いて患部に塗布する。1 日 1～2 回。

（2）その他の療法

●吸玉療法

暗紅・瘙痒がみられる場合は，背兪穴の大椎・肺兪などに吸玉療法を施術する。1 日 1 回，7 日を 1 クールとする。

●耳穴治療法

瘙痒・睡眠不安の場合は，耳穴の神門・肺・心・肝の部位に王不留行の種などを用いて圧迫する。1 日 1 回。24 時間後に外す。片側ずつの耳を交代して施術する。

●スキンケア

保湿剤でスキンケアをする。

3）注意事項

- 薬剤の服用歴をチェックし，服用中の薬が原因と思われればただちに中止する。
- 皮膚を刺激しないよう処方や生薬もシンプルなものを選択すべきである。
- 低濃度から開始し，反応をみながら量を調節する。

2　蕁麻疹・痒疹・皮膚瘙痒症

　蕁麻疹・痒疹・皮膚瘙痒症は，激しい痒みを示す疾患である。症状の特徴として突発的に発疹がみられ，場所は不定である。激しい瘙痒を伴う膨疹・丘疹・結節があり，搔破による湿疹様発疹がみられる。

　病気の範囲としては，蕁麻疹・痒疹・結節性痒疹・ビダール苔癬・皮膚瘙痒症などがある。

　中医学では突発的で場所が不定，症状が現れたり消えたりして，激しい瘙痒を伴うといった特徴をもつ皮膚病の多くは風邪によるものだと考えている。

　赤い発疹は風熱によるもの，白ないし皮膚色の発疹は風寒によるものだとされる。

1 蕁麻疹（じんましん）（中医病名：癮疹・風疹塊）

蕁麻疹とは瘙痒を伴う一過性の限局性膨疹で，数分〜数時間持続し，跡形もなく消失するものをいう。この状態が1カ月以上にわたって繰り返し起こるものを，慢性蕁麻疹という。

1）症状の特徴

- 皮疹は，瘙痒を伴った紅斑が先行し，丘疹性膨疹となり，急激に増大してさまざまな大きさの不整形赤色膨疹となる。数分〜数時間以内に消失し，もとの健康的な皮膚に戻る。
- 皮疹は突然発生し，出たり消えたりして，繰り返し発作が起きる。
- 瘙痒は激しい。
- 一般的に全身症状は伴わない。
- 10〜30代までに多く，女性にやや多い。

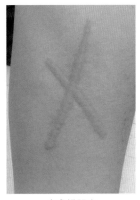 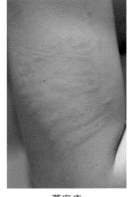

皮膚描記症　　　　　　　　　蕁麻疹

2）外用療法

（1）処方選択

● 中薬薬浴法

夜交藤20g，蒼耳子・蒺藜子・白鮮皮・蛇床子各10g，蝉退5gを煎じたもので入浴させる。地膚子12g，防風・独活・荊芥・白芷・赤芍薬・山椒・桑白皮・苦参各9gを煎じたもので入浴させる。

また，黄連湯（『古今録験』），地膚子洗剤（『中医皮膚病学簡編』），洗風散（『楊氏家蔵方』）なども使える。

（2）その他の療法

● 鍼灸療法

上半身の発疹には曲池・内関を選ぶ。下半身の発疹には血海・足三里・三陰交を選ぶ。全身性で場所が不定の場合は，さらに風市・風池・大椎・大腸兪などを配する。

1日1回，10日を1クールとする。

● 耳穴治療

耳穴の肝・脾・副腎・神門を選ぶ。王不留行の種もしくは磁石製ビーズを貼り付け，24時間後に外す。左右の耳を交代して施術する。左右の耳に各10回を1クールとする。

● 吸玉療法

虚証の蕁麻疹には神闕に施術する。1日1回，3日を1クールとする。

実証の蕁麻疹には足の太陽膀胱経のツボに施術する。また，背中の兪穴に沿って走罐（スライドカッピング）を併用する。2日に1回，5回を1クールとする。

● 瀉血療法

痒みが強い場合は，大椎・肺兪・曲池・血海・三陰交に鍼で瀉血する（2〜5ml）。3日に1回，

5 回を 1 クールとする。

- ●臍貼り付け療法

虚証の蕁麻疹には，黄耆・人参・白朮などの補気健脾薬を用いて水でシャーベット状にし，臍に貼り付ける。

実証の蕁麻疹には，防風・蟬退・浮萍・荊芥などの祛風止痒薬を用いて水でシャーベット状にし，臍に貼り付ける。

3 日に 1 回，5 回を 1 クールとする。

3）注意事項

- ●牛肉・羊肉・魚介類などを食べないように心がける。
- ●睡眠時間をきちんと守る。
- ●ストレスをできるだけ避ける。

2　痒疹（中医病名：粟瘡・頑湿聚結・血疳）

痒疹は皮膚の炎症反応の 1 つである。皮疹は滲出傾向のある蕁麻疹様丘疹から始まり，大豆大までの結節となるのが主である。小児では滲出性の傾向が強い急性型が多く，高齢者では滲出傾向が少なく慢性の経過を辿ることが多い。

1）症状の特徴

- ●湿疹反応のように集合ないし癒合することがなく，原則として小水疱・膿疱・落屑などになっていくことはない。しかし，瘙痒が著明であるため，搔破による二次的な小水疱・糜爛・痂皮を伴うことはある。
- ●急性痒疹

皮疹の特徴：小豆大の膨疹が出現し，その中央部に漿液性丘疹あるいは小水疱を生じる。時に膿疱となる。多くのものは搔破により糜爛となり，厚い痂皮を被るようになり，色素沈着あるいは軽度の瘢痕を残して治癒するが，他部位に新しい発疹が現れると再燃する。初夏から夏にかけて多い。

好発部位：顔面や四肢の露出部位。

自覚症状：瘙痒が著しい。

年齢と性別：生後数カ月から 1 ～ 2 歳までに発症し，7 歳くらいまで存続する。性差はない。

- ●亜急性痒疹

皮疹の特徴：小豆大～エンドウ豆大の丘疹性蕁麻疹あるいは小結節を生じ，その頂点に小水疱・膿疱を伴うようになる。やがて痂皮を被り色素沈着を残して治癒する。融合することはない。

好発部位：四肢および体幹部。

自覚症状：瘙痒が著明。

年齢と性別：40 ～ 60 代の女性に多い。

- ●慢性痒疹

皮疹の特徴：さまざまな程度の苔癬化局面に大豆大までの褐色の硬い結節あるいは漿液性丘

疹が散在する。搔破のため病巣の表面にしばしば漿液
の滲出・血痂がみられる。また一部に搔破による一過
性の膨疹をみる。

　好発部位：体幹部および大腿伸側に好発するが，特に
腹部・腰臀部に必発する。

　自覚症状：重症の場合には，表在性リンパ節の腫脹を
みる。

　年齢と性別：高齢男性に多い。

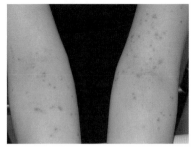

痒疹

2）外用
(1) 処方選択
●薬液塗布法

　急性痒疹の場合には，祛風止痒散＋清熱止痒散（雲南中医医院経験方）を煎じて患部に湿布
する。また，苦参洗剤（『中医皮膚病学簡編』），蛇床子湯（『普済方』），止痒洗剤Ⅰ号（『中医
外科外治法』），地膚子洗剤（『中医皮膚病学簡編』）などの処方を用いる。

　痒みが強い場合は，蛇床百部チンキ（『中医皮膚病学簡編』），百部酒（『趙炳南臨床経験集』）
を用いて患部に塗布する。

●薬浴法

　選んだ処方を水で煎じたもので入浴もしくは局部に薬浴する方法である。

　苦参湯（『瘍科心得集』），蛇床子湯（『医宗金鑑』），洗風散（『楊氏家蔵方』），馬蛇湯（『中医
外科臨証集要』）などの処方を用いる。

　慢性痒疹・局部の苔癬化・鱗屑が多い場合は，黄柏・苦参・川椒・茵蔯・三稜・莪朮・当帰・
地黄・桂枝・透骨草各 15ｇを煎じたもので湿布あるいは入浴する。

●油剤・軟膏剤塗布法

　三黄軟膏（『中医外科学』），紫連膏（経験方），湿毒膏（『朱仁康臨床経験集』），藍薬膏（『中
医皮膚病学簡編』）などを用いて患部に塗布する。1日2〜3回。

(2) その他の療法
●耳穴治療法

　慢性痒疹に適応する。耳穴の脾・胃・大腸・小腸・肝・腎の部位に施術する。

●鍼灸治療法

　慢性痒疹に適応する。痒みが激しい場所の周囲に鍼治療を行い，活血化瘀・軟堅散結をはか
る。1日1回，7日を1クールとする。

●瀉血療法

　瘙痒が激しい場合は，大椎・肺兪・曲池・血海・三陰交に鍼で瀉血する（2〜5ml）。3日に1回，
5回を1クールとする。

3）注意事項
●虫刺されを防止する方法を工夫する。
●皮膚を搔き壊さないように工夫する。

- 牛肉・羊肉・魚介類を食べることを極力避ける。
- リラックスし，できるだけストレスを避ける。
- 充分な睡眠時間を取り，過労しないこと。

3 結節性痒疹（中医病名：馬疥）

慢性の経過を辿り，激しい瘙痒を伴う疣贅状結節を示す疾患である。

1）症状の特徴

- 初期には膨疹の出没があるが，次第に丘疹状となり，さらに長期間存続することにより，大豆大〜小指頭大までの疣状の結節となる。
- 四肢伸側に好発するが，屈側あるいは体幹部にも生じる。
- 著明な瘙痒がある。

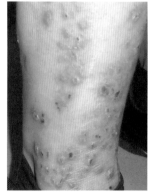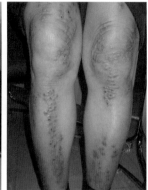

下腿の結節・搔破痕

2）外用
（1）処方選択

- **薬液塗布法**

　祛風止痒散＋清熱止痒散（雲南中医医院経験方）。また，苦参洗剤（『中医皮膚病学簡編』），蛇床子湯（『普済方』），止痒洗剤Ⅰ号（『中医外科外治法』），地膚子洗剤（『中医皮膚病学簡編』）などの処方を用いる。

　痒みが強い場合は，蛇床百部チンキ（『中医皮膚病学簡編』），百部酒（『趙炳南臨床経験集』）を用いて患部に塗布する。

- **薬浴法**

　選んだ処方を水で煎じたもので入浴もしくは局部に薬浴する方法である。

　苦参湯（『瘍科心得集』），蛇床子湯（『医宗金鑑』），洗風散（『楊氏家蔵方』），馬蛇湯（『中医外科臨証集要』）などの処方を用いる。

- **油剤・軟膏剤塗布法**

　三黄軟膏（『中医外科学』），紫連膏（経験方），湿毒膏（『朱仁康臨床経験集』），藍薬膏（『中医皮膚病学簡編』）などを用いて患部に塗布する。1日2〜3回。

（2）その他の療法

- **鍼灸治療法**

　慢性痒疹に適応する。合谷・曲池・血海・足三里・三陰交・委中・承山・骨空などのツボ，もしくは痒みの激しい場所の周囲に鍼治療を行い，活血化瘀・軟堅散結をはかる。1日1回，7日を1クールとする。

- **瀉血療法**

　瘙痒が激しい場合は，大椎・肺兪・曲池・血海・三陰交などに鍼で瀉血する（2〜5ml）。

3日に1回，5回を1クールとする。

3）注意事項
- 虫刺されを防止する方法を工夫する。
- 皮膚を掻き壊さないように工夫する。
- 牛肉・羊肉・魚介類を食べることを極力避ける。
- リラックスし，できるだけストレスを避ける。
- 充分な睡眠時間を取り，過労しないこと。

4 皮膚瘙痒症（中医病名：風瘙痒）

皮膚瘙痒症とは，瘙痒のみで原発疹がみられない，あるいは掻破による続発疹を伴う皮膚の瘙痒性疾患である。

1）症状の特徴
（1）全身性の瘙痒症
明らかな誘因がなく，体の一部に瘙痒が発生し，次第に全身の各所に拡大する。持続時間・強さはさまざまであり，激しい痒みのために不眠となり，心身に影響が及ぶことがある。掻破により表皮剥離・痂皮・湿疹様皮疹，時に色素沈着・脱毛・苔蘚化などを伴う。高齢者に多く，一般に夜間に増悪する。

（2）局所の瘙痒症
- 肛門瘙痒症：中年以後の男性に好発し，肛門および周辺に及び，夜になると悪化する。
- 陰嚢瘙痒症：中年男性に多く，陰嚢に限局するが，たまに肛門にも及ぶ。しばしば苔蘚化および湿疹様皮疹を伴う。
- 女陰瘙痒症：中年女性に多く，浸潤肥厚・苔癬化・灰白色を呈し，時に糜爛・紅斑がみられる。長期化すると外陰白斑になることがある。
- 頭部瘙痒症：精神疾患がある場合によくみられ，夜明け頃に著明となる。
- 下腿瘙痒症：魚鱗癬・下腿の静脈拡張・皮膚の乾燥などを伴う。就寝時に悪化する。
- 掌蹠瘙痒症：手掌と足の痒みが主症状で，しばしば手足の多汗症・汗疱疹を伴う。

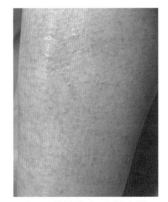

ウロコ様鱗屑（一部掻破痕）

2）外用方法
（1）処方選択
● 薬浴剤
全身性の皮膚瘙痒症の場合は，煎じた薬液を浴槽に入れ入浴させる。局部の瘙痒症の場合は，煎じた薬液を用いて患部に局部浴を行う。

馬歯莧 20 ～ 30 ｇ，あるいは馬歯莧・苦参・黄柏・当帰・山椒各 10 ｇを煎じたものを浴槽に入れ入浴する。また，止痒洗剤Ⅰ号（『中医外科外治法』），苦参湯（『瘍科心得集』），蛇床子湯（『医宗金鑑』），潤膚止痒散＋祛風止痒散（雲南中医医院経験方）などを用いて薬浴を行う。

　会陰部の瘙痒症の場合は，陰痒外洗煎（『張賛臣臨床経験選集』），苦参湯（『太平聖恵方』），苦参湯（『瘍科心得集』），香木水洗剤（『中医皮膚病診療学』），蛇床子湯（『外科正宗』）などを用いて坐浴する。

● 薬液塗布法

　限局性の皮膚瘙痒症に適応する。

　3 ～ 5 ％馬歯莧液，あるいは苦参・黄柏・竜胆草・茵蔯・山椒各 10 ｇを煎じたもので，患部に湿布する。また，地膚子洗剤（『中医皮膚病学簡編』），洗風散（『楊氏家蔵方』），蛇床子湯（『医宗金鑑』），潤膚止痒散＋祛風止痒散（雲南中医医院経験方），止痒洗剤Ⅰ号（『中医外科外治法』），苦参湯（『瘍科心得集』）などの処方を煎じた薬液で患部に湿布する。

　搔破によって苔癬化した部位には，百部酒（『趙炳南臨床経験集』），蛇床百部チンキ（『中医皮膚病学簡編』）を用いて患部に塗布する。

● 油剤・軟膏剤塗布法

　乾燥・瘙痒部にクリームや軟膏を用いて塗布する。たとえば，神効当帰膏（『校注婦人良方』），潤膚軟膏（『潘春林医案』），紫雲膏（華岡青洲経験方），紫連膏（経験方），黄連膏（『中医外科証治経験』）など。

(2) その他の療法

● 鍼灸療法

　頑固な瘙痒症もしくは湿疹様発疹・苔癬化に適応する。

　合谷・曲池・血海・足三里・三陰交・委中・承山・骨空など，もしくは痒みの場所，経絡の部位によってツボを選び，施術する。活血化瘀・祛風止痒をはかる。1 日 1 回，10 日を 1 クールとする。

● 耳穴治療

　耳穴の神門・肺などを選び，施術する。

● 刮痧療法

　瘙痒部に刮痧を行う。3 日に 1 回，3 ～ 5 回を 1 クールとする。

(3) スキンケア

　皮膚瘙痒症は乾燥症状が多いため，皮膚の保湿はきわめて重要である。一部の瘙痒症ではスキンケアだけで改善が認められる。

● 入浴させ，汚れを取り除くが，石鹸やシャンプーは刺激性の少ないもののほうがよい。
● 入浴する際には，保湿性が高い入浴剤を勧める。
● 入浴後，保湿クリームもしくは保湿軟膏を用いてスキンケアを行う。
● 入浴以外の時もこまめな保湿スキンケアを心がける。

3）注意事項

● スキンケアをこまめに行う。

- ●ストレスを避ける。
- ●短時間の入浴を心がける。
- ●入浴後，すぐに全身のスキンケアを行う。
- ●暴飲暴食をせず，正しく食養生を行う。

5　ビダール苔癬（中医病名：摂領瘡・牛皮癬・頑癬）

ビダール苔癬は神経性皮膚炎ともいわれ，皮膚の神経機能が乱れることによって発生する皮膚疾患である。

1）症状の特徴

- ●発症部位は頸部に多発し，他には肘窩・腋窩・会陰・大腿内側・下腿伸側などにもみられる。また，汎発するタイプもみられる。
- ●初発は乾燥性扁平丘疹，皮膚色または淡褐色の発疹がみられ，搔破などによって拡大し，扁平局面になり，乾燥・苔癬様病変へと変化していく。

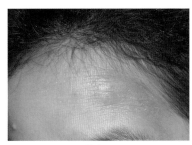

額の苔癬化局面

2）外用とスキンケア

(1) 処方選択

●薬液塗布法

蛇床百部チンキ（『中医皮膚病学簡編』），百部酒（『趙炳南臨床経験集』），苦参酒（『朱仁康臨床経験集』），を用いて患部に塗布する。

●薬浴法

汎発性ビダール苔癬に適応する。選んだ処方を水で煎じたもので入浴もしくは局部に薬浴する方法である。

苦参湯（『瘍科心得集』），蛇床子湯（『医宗金鑑』），洗風散（『楊氏家蔵方』），馬蛇湯（『中医外科臨証集要』）などの処方を用いる。

●中薬燻蒸療法

発疹が肥厚・増殖するビダール苔癬に適応する。

一般的に活血通絡止痒の生薬を選ぶ。たとえば丹参・当帰・三棱・莪朮など。薬棒を燃やし，薬の煙を患部に当てて燻蒸する。1日1回，1回20～30分燻蒸する。

●油剤・軟膏剤塗布法

磨風膏（『顧氏医径読本』），湿毒膏（『朱仁康臨床経験集』），藍薬膏（『中医皮膚病学簡編』）などを用いて患部に塗布する。1日2～3回。

(2) その他の療法

●鍼灸治療法

足三里・血海・三陰交・神門・風市・曲池など，もしくは痒みの激しい場所の周囲に鍼治療を行い，活血化瘀・軟堅散結をはかる。1日1回，7日を1クールとする。または梅花鍼を用

いて患部を叩く。

● 吸玉療法

　体幹部のビダール苔癬に適応する。

　体幹部の汎発性ビダール苔癬の病変部に走罐療法を行う。1日1回，7日を1クールとする。

● 灸治療法

　病変の範囲が小さい場合に適応する。

　病変部に灸を行う。1日1回，7日を1クールとする。

● 瀉血療法

　瘙痒が激しい場合は，大椎・肺兪・曲池・血海・三陰交に鍼で瀉血する（2〜5ml）。3日に1回，5回を1クールとする。

3）注意事項

● リラックスし，できるだけストレスを避ける。
● 皮膚を摩擦しないように心がける。
● 皮膚を搔き壊すことがないように工夫する。
● 牛肉・羊肉・魚介類を食べることを極力避ける。
● 充分な睡眠時間を取り，過労しないこと。
● 患部に保湿剤を塗布しスキンケアに努める。

3　紅斑症・紅皮症

　紅斑症・紅皮症とは，発疹が紅斑・赤い局面・瀰漫性潮紅などの症状を示す疾患群である。臨床上，皮膚の炎症性疾患の多くに紅斑がみられる。したがって，紅斑だけで紅斑症だと判断することはできない。ここで述べる紅斑症は狭義の意味で，多形滲出性紅斑などを中心に検討する。その範囲は便宜上，次の紅斑を呈する疾患を紅斑症と称す。

　多形滲出性紅斑・結節性紅斑・環状紅斑・ベーチェット病・手掌紅斑・紅皮症など。

　紅斑がみられるときは，一般に皮膚および体内に「熱」が籠っていると考える。紅斑の色が

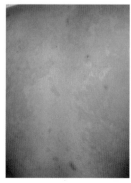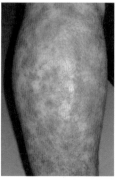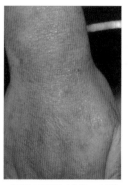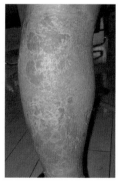

ピンク色の紅斑（熱）　　濃い紅の紅斑（血熱）　　バラ色の紅斑（血熱・火熱）　　紅皮症（血熱・熱毒）

赤くなればなるほど，「熱」のレベルが高い。さらに紅斑の範囲が広ければ広いほど「熱」のレベルも高い。

　ピンク色は「熱」（風熱・湿熱〈滲出性紅斑〉），赤くなると「血熱」，バラ色は「血熱・火熱」，瀰漫性潮紅は「血熱・熱毒」にあたる。

　なお，急性発疹の場合は，実熱（風熱・湿熱・血熱）が多いが，慢性化すると虚熱もよくみられる。

　紅斑症は滲出の有無によって弁証のポイントが変わる。滲出性紅斑症の多くは湿熱が主となり，その他の紅斑は血熱が多く考えられる。

1 多形紅斑（中医病名：猫眼瘡・雁瘡）

感染症，薬剤または腫瘍・結合組織疾患，食物，寒暖変化などによるアレルギー反応といわれている。

1）症状の特徴

- 最初に帽針頭大までの浮腫性の紅斑が生じ，以後，遠心性に拡大し，約48時間で指頭大の紅斑となる。
- 紅斑は互いに融合して地図状となることもある。
- 紅斑の辺縁は鮮紅色で，堤防状に隆起し，中央部はやや陥凹して蒼白となり，虹彩状を呈する。時に中央部は水疱となったり，出血したりする。
- 皮疹は数日間次々と生じるため新旧の皮疹が混在し，多形を呈する。
- 好発部位は，手背・手掌・指・前腕・足・肘・膝などで，左右対称に発生しやすい。時に体幹部や顔面にも生じる。
- 自覚症状は通常ほとんどないが，軽度の痛みを訴えることが多い。
- 全身症状は通常ほとんどないが，水疱性の皮疹の場合には，頭痛・発熱・全身倦怠感・関節痛などが軽度にみられることがある。
- 青壮年期の男女に好発する。
- 薬物の摂取や内臓の悪性腫瘍の存在などによって生じる際は，①皮疹は辺縁隆起性の環状を呈さず，浮腫の少ない扁平な紅斑となりやすい，②皮疹の分布は四肢にかぎらず全身性となりやすい，③瘙痒を伴いやすいなど，定型的なものとは多少異なることが多い。

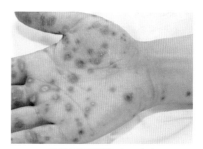

手掌の虹彩状紅斑・水疱

2）外用
(1) 外用剤の選択
●薬液湿布法

　滲出性紅斑・水疱・糜爛・浮腫などの発疹には，清熱利湿・涼血解毒の生薬と処方が多く使われている。たとえば，馬歯莧・野菊花・黄柏・蒲公英・苦参各15gを，水2,000mlで煎じて1,500mlとし，室温まで冷ました後，患部に15〜20分程度湿布する。1日2〜3回。

また，三黄洗剤（『中医外科学』），外用消毒薬（『御薬院方』），清熱止痒散（雲南中医院経験方），苦参湿敷法（『中医皮膚病学簡編』）を用いて患部に湿布する。

寒証で紅斑の色が暗紅色，冷やすと悪化傾向にある場合は，上記処方に桂枝・鶏血藤・蒼朮・当帰などの温性生薬を加えて湿布する。

● 中薬塗布法

滲出が減り，糜爛ではない場合は，金黄散（『外科精要』），祛湿散（『趙炳南臨床経験集』），湿疹散（『中医皮膚病診療学』），青黛散（『中医外科講義』），敷薬解毒散（『聖済総録』）などを，水やオイルでシャーベット状にし，患部に塗布する。1 日 1 ～ 2 回。

● 油剤・軟膏塗布法

紫草油（『中医皮膚病診療学』），紫楡油膏（『中医外科臨証集要』），黄連膏（『経験良方匯抄』），紫連膏（経験方），青黛膏（経験方）を用いて患部に塗布する。1 日 2 回。

（2）その他の療法

● 鍼灸療法

滲出が目立つ湿熱型の場合は，足三里・曲池・阿是穴などに鍼治療を行い，瀉の手技で，留鍼 20 ～ 30 分，1 日 2 回，5 日を 1 クールとする。

紅斑が強い血熱型の場合は，大椎・曲池・合谷・曲沢・委中などを選び，瀉の手技で，留鍼 15 分，1 日 1 回，5 日を 1 クールとする。

寒湿型の場合は，肝兪・腎兪・関元・内関・足三里などを選び，補の手技で，留鍼 20 ～ 30 分，1 日 1 回，5 日を 1 クールとする。

● 耳穴治療

耳穴の神門・副腎などを選び，施術する。

● 瀉血療法

紅斑・滲出が強い場合は，耳尖の瀉血および大椎・肺兪・曲池・血海に鍼で瀉血する（2 ～ 5 ml）。2 ～ 3 日に 1 回，3 回を 1 クールとする。

● 吸玉療法

脊柱両側（挟脊穴）に，走罐（スライドカッピング）法を用いて施術する。1 日 1 回，5 日を 1 クールとする。

3）注意事項

● 内服薬の内容・感染の可能性・寒冷などストレス刺激の可能性を審らかにして病因を除去する。
● 正しく養生し，刺激・発物（牛肉・羊肉・魚介類など）を控えるよう心がける。
● 皮膚を保護し，二次感染を防ぐ。

2　結節性紅斑（中医病名：瓜藤纏）

両下腿に発生する紅色の結節性皮膚疾患である。

1）症状の特徴

● 指頭大～鳩卵大の淡紅色の皮下結節が，数個下腿伸側に左右対称に発生する。結節は皮膚面

よりわずかに盛り上がり，境界不明瞭に潮紅し，触れると表面に熱感がある。潰瘍化することはない。個々の結節は2～4週間で暗紫紅色から黄青色となり，跡形もなく消退する。

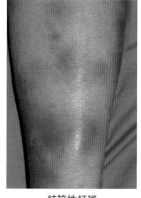
結節性紅斑

- 前駆症状として，発熱・全身倦怠感・関節痛などがあり，それに続いてしばしば皮疹が発生する。
- 好発部位は下腿伸側のほか，大腿・前腕伸側，稀に顔面に生じることもある。
- 自覚症状としては，圧痛，時に自発痛がある。
- 若い女性に多い。

2）外用
(1) 外用剤の選択
● 薬液湿布法
患部に灼熱・紅斑が目立つ場合は，清熱利湿・涼血解毒・通絡止痛の生薬と処方が多く使われる。たとえば，馬歯莧・野菊花・黄柏・蒲公英・紫草・赤芍薬各15gを，水2,000mlで1,500mlになるまで煎じ，室温まで冷ました後，患部に20～30分程度湿布する。1日2～3回。

また，紫草洗方（『趙炳南臨床経験集』），外用消毒薬（『御薬院方』），復方馬歯莧洗方（『趙炳南臨床経験集』），解毒洗薬（『実用中医外科学』）を用いて患部に湿布する。

● 中薬塗布法
金黄散（『外科精要』），青黛散（『中医外科講義』），紫色消腫粉（『趙炳南臨床経験集』），敷薬解毒散（『聖済総録』），青柏散（『中医皮膚病学簡編』），三黄二香散（『中医外科外治法』）などを，水やオイルを用いてシャーベット状にし，患部に塗布する。1日1～2回。

● 薬浴法
慢性的な発疹・色が暗紅色の場合に適応する。

紫草洗方（『趙炳南臨床経験集』），外用消毒薬（『御薬院方』），解毒洗薬（『実用中医外科学』）を用いて薬浴する。

● 油剤・軟膏塗布法
紫草油（『瘡瘍大全』），黄連膏（『医宗金鑑』），黄連神膏（『寿世新編』），紫連膏（経験方），青黛膏（経験方），衝和膏（『外科正宗』）などを用いて患部に塗布する。1日2回。

(2) その他の療法
● 鍼灸療法
足三里・三陰交・崑崙・陽陵泉・曲池・委中などに鍼治療を行い，実証の場合は瀉の手技で，虚証の場合は補の手技を施し，留鍼20～30分，1日1回，5日を1クールとする。

● 吸玉療法
脊部の督脈・挟脊穴に，走罐（スライドカッピング）法を用いて施術する。1日1回，5日を1クールとする。

3）注意事項
- 安静にする。横になっているときに足を高い位置に置く。

- 正しく養生し，刺激物・発物（牛肉・羊肉・魚介類など）を控えるよう心がける。
- 保温・防寒に努める。

3 環状紅斑（中医病名：赤游腫）

　紅斑の境界部がくっきりして，中央部が退色し，辺縁部に堤防状隆起がみられる疾患群の総称である。

1）症状の特徴

（1）一般症状

- 30 〜 50 代に好発する。
- 発疹は体幹部・臀部・四肢によくみられる。
- 慢性に経過し，数カ月〜数年にわたって持続することがある。
- 初発時は単発ないし数個の小さな赤い浮腫性紅斑がみられ，次第に周囲に拡大していく。
- 中央部の退色がみられ，辺縁部の隆起が認められる。
- 形は環状・多環状・弧状をとり，また地図状に見えることもある。

（2）環状紅斑の範囲

　臨床上は，乾癬・白癬・一部の蕁麻疹・膠原病なども環状紅斑を指すことがあるが，ここでは除外する。

　ここで環状紅斑と称するものは，遠心性環状紅斑・リウマチ性環状紅斑・血管神経性環状紅斑・匐行性迂回状紅斑・壊死性遊走性紅斑である。

　上記のうち，匐行性迂回状紅斑と壊死性遊走性紅斑は腫瘍との関連が多く指摘されており，原疾患の治療が最優先である。

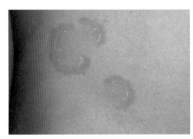 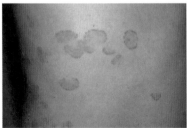

環状紅斑

2）外用とスキンケア

（1）外用剤の選択

- 薬液湿布法

　涼血解毒の生薬と処方が多く使われ，慢性傾向の場合は活血通絡の生薬も配合されることが多い。たとえば馬歯莧・黄芩・黄柏・生地黄・赤芍薬・玄参各 15 g を，水 2,000ml で 1,500ml になるまで煎じ，室温まで冷ました後，患部に 15 〜 20 分程度湿布する。1 日 2 〜 3 回。

　また，黄芩湯（『太平聖恵方』），清熱止痒散（雲南中医院経験方），解毒洗薬（『実用中医外科学』），紫草洗方（『趙炳南臨床経験集』）などを用いて患部に湿布する。

● 中薬塗布法

金黄散（『外科精要』），黄柏散（『普済方』），青黛散（『中医外科講義』），三黄二香散（『中医外科外治法』），敷薬解毒散（『聖済総録』）などを，水やオイルを用いてシャーベット状にして患部に塗布する。1日1～2回。

● 油剤・軟膏塗布法

紫草油（『中医皮膚病診療学』），紫楡油膏（『中医外科臨証集要』），黄連膏（『寿世新編』），紫連膏（経験方），青黛膏（経験方）を用いて患部に塗布する。1日2回。

（2）その他の療法

● 鍼灸療法

紅斑が強い血熱型の場合は，大椎・曲池・合谷・曲沢・委中などを選び，瀉の手技で，留鍼15分，1日1回，5日を1クールとする。

滲出が目立つ湿熱型の場合は，足三里・曲池・阿是穴などに鍼治療を行い，瀉の手技で，留鍼20～30分，1日1回，5日を1クールとする。

● 耳穴治療

耳穴の神門・副腎などを選び，施術する。

● 吸玉療法

脊柱両側（挟脊穴）に走罐（スライドカッピング）法を用いて施術する。1日1回，5日を1クールとする。

3）注意事項

- 内服薬の内容や感染の可能性を審らかにし，病因を除去する。
- 正しく養生し，刺激物・発物（牛肉・羊肉・魚介類など）を控えるよう心がける。
- 基礎疾患がある場合は積極的にその治療を行う。

4 紅皮症（中医病名：紅皮・溻皮瘡）

広範囲または全身に及ぶ粃糠様ないし，落葉状鱗屑を伴う瀰漫性潮紅状態の重症型炎症性皮膚疾患である。

かつては原因不明の原発性紅皮症と，原因が明らかな続発性紅皮症に分類されていたが，現在はすべての紅皮症は，遺伝性ないし後天性疾患が種々の原因で拡大・汎発化して生じたものとみなされている。

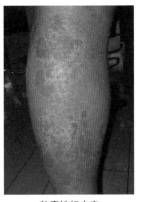

乾癬性紅皮症

1）症状の特徴

- 発症前に発熱・悪寒・倦怠感などの症状があり，その後，限局性紅斑が生じ，迅速に拡大する。全身に及ぶ慢性潮紅，大量の粃糠様・葉状鱗屑が付着する。
- 発疹は鮮紅色で，多くは乾燥しているが，一部で滲出性痂皮がみられる。熱感・浮腫状・瘙痒感が強い。時に頭部の脂漏・脱毛。

手掌部の手袋状・靴下状落屑。爪は萎縮し変形することがある。

- 表在性リンパ節がしばしば腫大する。
- 慢性化すると，暗紅色の潮紅がみられ，肥厚・苔癬化・激しい落屑と瘙痒が現れる。体温調節障害・易感染・内臓機能の乱れが認められることもある。重症化すると，生命まで脅かされる可能性がある。
- 慢性で再発しやすい。また，紅皮症の約10％は薬疹によるものが占める。

2）外用
(1) 外用剤の選択
●薬液湿布法

滲出性潮紅・糜爛・浮腫などの発疹には，馬歯莧・野菊花・黄柏・蒲公英・苦参各15ｇを，水2,000ml で1,500ml になるまで煎じ，室温まで冷ました後，患部に15～20分程度湿布する。1日2～3回。もしくは金銀花・蒲公英・野菊花・紫花地丁・黄連・黄柏各10ｇを，水1,000ml で煎じたもので患部に湿布する。

3～5％馬歯莧液（馬歯莧15ｇ）を水で300ml になるまで煎じたもので，温度が30℃くらいになったら患部に湿布する。

苦参湿敷法（『中医皮膚病学簡編』），復方馬歯莧洗方（『趙炳南臨床経験集』），椒柏洗剤（『中医皮膚病簡編』），外用消毒湯（『御薬院方』），黄芩湯（『太平聖恵方』）などの処方も使える。

●薬浴法

苦参湯（『瘍科心得集』），解毒洗薬（『実用中医外科学』），洗風散（『楊氏家蔵方』），馬蛇湯（『中医外科臨証集要』），野菊煎剤（『中医皮膚病学簡編』）復方馬歯莧洗方（『趙炳南臨床経験集』）などの処方を用いる。

●中薬懸濁液塗布法

滲出液が少ない場合は，青黛散（『中医外科講義』），祛湿散（『趙炳南臨床経験集』），湿疹散（『中医皮膚病診療学』），青柏散（『中医皮膚病学簡編』），二黄散（『聖済総録』），三妙散（『医宗金鑑』）なども使える。

●油剤・軟膏塗布法

乾燥性潮紅・鱗屑が多い場合は，紫草油（『中医皮膚病診療学』），甘草油（『趙炳南臨床経験集』），地楡紫草油（経験方）などで患部に塗布する。

(2) その他の療法
●吸玉療法

慢性の頑固な苔癬化の場合には，走罐（スライドカッピング）法を用いる。1日1回，10日を1クールとする。

●鍼灸療法

足三里・豊隆・三陰交・曲池・血海・合谷などに鍼治療を行い，1日1回，10日を1クールとする。

●瀉血療法

耳尖の瀉血，および大椎・肺兪・曲池・血海に鍼で瀉血する（2～5ml）。2～3日に1回，3回を1クールとする。

3）注意事項

● 皮膚のバリア機能が破壊されているため，シンプルな処方から開始したほうがよい。

● 低濃度から開始し，反応をみながら外用剤の濃度を調節する。

● 皮膚への過剰な刺激を避けたい。

4 血管炎・紫斑・脈管疾患

　血管，特に毛細血管壁に炎症が生じ，血管の損傷および血管周辺組織の変性などによって，紅斑・紫斑・膨疹・丘疹・結節・壊死・潰瘍などの諸症状が発生する。両下肢に最もよく認められる。

　初発は紫斑様斑丘疹で，ガラス板で圧力を加えてみても退色しない。次第に拡大し，結節などもみられる。ひどくなると潰瘍・壊死も認められる。内臓に影響を与える場合がある。時に，頭痛・発熱・倦怠感・関節痛・筋肉痛などの症状も現れる。

　病の範囲は，アレルギー性血管炎・紫斑（血管性紫斑・血小板減少性紫斑・老人性紫斑など）・血栓性静脈炎・色素性紫斑病・リベド血管炎・結節性動脈周囲炎などが含まれる。

　急性発疹で，紅斑・紫斑・膨疹・丘疹などの症状がみられるときには，「血熱湿熱」が主な弁証ポイントになる。

　紫斑・褐色斑・結節などの症状が目立つものは「血熱血瘀」が主な弁証ポイントになる。

　発症の初期は「血熱湿熱」が多く，進展していくと「血熱血瘀」に変わり，終盤には「気虚血瘀」になるというのが重要な病理機序である。

1 アレルギー性血管炎（中医病名：瘀血流注・肌衄）

　主に皮下小血管または毛細血管に影響する炎症性皮膚疾患である。

1）症状の特徴

● 中壮年・青年に多くみられる。

● 下肢に好発し，特に下腿に多いが，上肢・体幹部に拡がることもある。

● 紅斑を有する点状出血・紫斑・斑状出血・丘疹・膨疹，時に紅斑・丘疹の上に水疱・糜爛・結節・潰瘍が認められる。

● 発疹は対称性を呈し，灼熱感・痛み，時に痒みが認められる。

● 一部の患者には消化器症状として腹痛・嘔吐・下痢・血便がみられる。関節痛・関節部の潮紅，蛋白尿・血尿などを伴う全身症状も認められる。

● 病程は比較的長く，数カ月から1～2年に及ぶ。

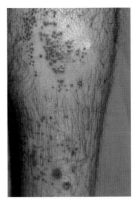

濃い赤い出血点

２）外用
（1）外用剤の選択
●薬液湿布法

清熱解毒・涼血止血の生薬と処方が多く使われている。たとえば，馬歯莧・玄参・黄柏・牡丹皮・苦参・地楡・紫草各15gを，水2,000mlで1,500mlになるまで煎じ，室温まで冷ました後，患部に15〜20分程度湿布する。1日2〜3回。

また，黄芩湯（『太平聖恵方』），解毒洗薬（『実用中医外科学』），外用消毒薬（『御薬院方』），清熱止痒散（雲南中医院経験方），甘草湯（『太平聖恵方』），甘草芍薬湯（『普済方』），苦参湿敷法（『中医皮膚病学簡編』）を用いて患部に湿布する。

寒証で，紅斑の色が暗紅色・冷やすと悪化傾向の場合は，上記処方に桂枝・鶏血藤・蒼朮・当帰など温性の生薬を加えて湿布する。または静脈炎洗剤（『中医外科心得集』），淋洗当帰湯（『太平聖恵方』）なども使える。

●中薬塗布法

黄柏散（『普済方』），金黄散（『外科精要』），三妙散（『臨診一得録』），三黄散（『瘍医大全』），青黛散（『中医外科講義』），紫色消腫粉（『趙炳南臨床経験集』）などを，水やオイルを用いてシャーベット状にし，患部に塗布する。1日1〜2回。

●油剤・軟膏塗布法

紫草油（『中医皮膚病診療学』），紫楡油膏（『中医外科臨証集要』），黄連膏（『経験良方匯抄』），紫連膏（経験方），青黛膏（経験方）などを用いて患部に塗布する。1日2回。

寒湿型の場合は，衝和膏（『古今匯精』），神効当帰膏（『校注婦人良方』）などを用いて患部に塗布する。

（2）その他の療法
●鍼灸療法

紅斑が強い血熱型の場合は，大椎・曲池・合谷・曲沢・血海などを選び，瀉の手技で，留鍼15分，1日1回，5日を1クールとする。

寒湿型の場合は，肝兪・腎兪・関元・内関・足三里・三陰交などを選び，補の手技で，留鍼20〜30分，1日1回，5日を1クールとする。

●瀉血療法

紅斑・滲出が強い場合は，耳尖の瀉血，および大椎・肺兪・曲池・血海に鍼で瀉血する（2〜5ml）。2〜3日に1回，3回を1クールとする。

●吸玉療法

督脈・挟脊穴に走罐（スライドカッピング）法を用いて施術する。1日1回，5日を1クールとする。

３）注意事項
- アレルギーの原因を詳しく探り，病因を除去する。
- 正しく養生し，刺激物・発物（牛肉・羊肉・魚介類など）を控えるよう心がける。
- 過労しないよう静養に努める。

2　紫斑（中医病名：血風疫・紫癜風）

　紫斑はさまざまな疾患に認められる皮膚症状である。皮膚・粘膜部の毛細血管の出血によって，点状または紅斑，紫斑が認められる。

1）症状の特徴
- 皮膚・粘膜部の点状出血および斑状出血・瘀斑。大きく融合することもある。面積はさまざまである。
- 対称性を呈し，下腿伸側に多いが，体幹に認められることもある。圧迫しても退色しない。一部は丘疹・膨疹・斑丘疹を示し，たまに水疱・潰瘍もみることがある。
- 急性の場合，突然の発疹・発熱・畏寒などを伴うことがある。全身的に瘀点・瘀斑が密集してみられ，色は鮮明。粘膜出血がみられることもある。内臓出血を伴う場合がある。
- 慢性の場合は，繰り返し紫斑がみられ，散在性。鼻・歯肉が出血することもある。月経過多を伴うことがある。紫斑の色が薄い。下肢に多発。時に貧血を伴う。安定期には出血が不明瞭。
- 子供と青年によく認められる。

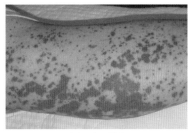

血小板減少性紫斑

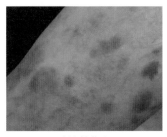

老人性紫斑

2）外用
　アレルギー性血管炎に準ずる。

（1）外用剤の選択
● 薬液湿布法
　清熱解毒・涼血止血の生薬と処方が多く使われる。たとえば，馬歯莧・玄参・黄柏・牡丹皮・苦参・地楡・紫草各 15 g を，水 2,000ml で，1,500ml になるまで煎じ，室温まで冷ました後，患部に 15 〜 20 分程度湿布する。1 日 2 〜 3 回。
　また，黄芩湯（『太平聖恵方』），解毒洗薬（『実用中医外科学』），外用消毒薬（『御薬院方』），清熱止痒散（雲南中医院経験方），甘草湯（『太平聖恵方』），甘草芍薬湯（『普済方』），苦参湿敷法（『中医皮膚病学簡編』）を用いて患部に湿布する。
　虚証および回復期には，上記処方に桂枝・鶏血藤・蒼朮・当帰など温経通絡の生薬を加えて湿布することができる。または静脈炎洗剤（『中医外科心得集』），淋洗当帰湯（『太平聖恵方』）なども使える。
● 中薬塗布法
　黄柏散（『普済方』），金黄散（『外科精要』），三妙散（『臨診一得録』），三黄散（『瘍医大全』），青黛散（『中医外科講義』），紫色消腫粉（『趙炳南臨床経験集』）などを，水やオイルを用いてシャーベット状にし，患部に塗布する。1 日 1 〜 2 回。

● 油剤・軟膏塗布法

　紫草油（『中医皮膚病診療学』），紫楡油膏（『中医外科臨証集要』），黄連膏（『経験良方匯抄』），紫連膏（経験方），青黛膏（経験方）などを用いて患部に塗布する。1日2回。

　虚寒型の場合は，衝和膏（『古今匯精』），神効当帰膏（『校注婦人良方』）などを用いて患部に塗布する。

(2) その他の療法
● 鍼灸療法

　紅斑が強い血熱型の場合は，大椎・曲池・合谷・曲沢・血海などを選び，瀉の手技で，留鍼15分，1日1回，5日を1クールとする。

　虚寒型の場合は，脾兪・腎兪・関元・内関・足三里・気海・合谷などを選び，補の手技で，留鍼20〜30分，1日1回，5日を1クールとする。

● 瀉血療法

　血熱型に適応する。耳尖の瀉血療法を施術する（2〜5ml）。2〜3日に1回，3回を1クールとする。

● 吸玉療法

　督脈・挟脊穴に走罐（スライドカッピング）法を用いて施術する。1日1回，5日を1クールとする。

3) 注意事項
● 刺激物や辛く脂っこいものを避ける。
● 過労しないよう静養に努める。
● 皮膚を保護し，二次感染を防ぐ。

3　色素性紫斑病（中医病名：血疳）

　毛細血管における炎症性疾患で，下腿の皮膚に点状出血や斑状出血を認め，色素沈着を残す。

1) 症状の特徴
● 中年・高齢者に多発する。
● 下腿または体幹に多発性の点状出血をみる。赤や紫の斑丘疹で，軽度の苔癬化を伴うことがある。また，融合し境界不明の紫斑を呈す。
● 慢性に経過し，しばしば再発して，色素沈着がみられる。自覚として軽度の痒みがある。

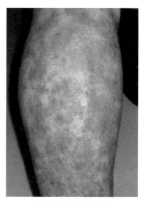

紫紅色苔癬様紅斑

2) 外用
(1) 外用剤の選択
● 薬液湿布法

　清熱解毒・涼血止血の生薬と処方が多く使われている。慢性期・

　回復期の場合は，益気補血・活血通絡の生薬もよく使われる。

　急性期は，紫草 5 g，地楡 20 g，当帰 15 g，黄柏 10 g，紅花 5 g を水で煎じたものを患部に湿布する。1 日 2 回，1 回 20 分。もしくは馬歯莧・玄参・黄柏・牡丹皮・苦参・地楡・紫草各 15 g を水 2,000ml で 1,500ml になるまで煎じ，室温まで冷ました後，患部に 15 〜 20 分程度湿布する。1 日 2 〜 3 回。

　また，黄芩湯（『太平聖恵方』），解毒洗薬（『実用中医外科学』），外用消毒薬（『御薬院方』），清熱止痒散（雲南中医院経験方），甘草湯（『太平聖恵方』），甘草芍薬湯（『普済方』），苦参湿敷法（『中医皮膚病学簡編』）を用いて患部に湿布する。

　慢性期・回復期には，上記処方に桂枝・鶏血藤・蒼朮・当帰など温経通絡の生薬を加えて湿布することができる。または静脈炎洗剤（『中医外科心得集』），淋洗当帰湯（『太平聖恵方』）なども使える。

● 中薬塗布法

　黄柏散（『普済方』），金黄散（『外科精要』），三妙散（『臨診一得録』），三黄散（『瘍医大全』），青黛散（『中医外科講義』），紫色消腫粉（『趙炳南臨床経験集』）などを，水やオイルを用いてシャーベット状にし，患部に塗布する。1 日 1 〜 2 回。

● 薬浴法

　血熱型の場合は，黄柏散（『普済方』），金黄散（『外科精要』），馬蛇湯（『中医外科臨証集要』），復方馬歯莧洗方（『趙炳南臨床経験集』）などの処方を用いる。

　慢性期・回復期には，活血止痛散（『実用中医外科学』），紫草洗方（『趙炳南臨床経験集』），静脈炎洗剤（『中医外科心得集』），淋洗当帰湯（『太平聖恵方』）などの処方を用いる。

● 油剤・軟膏塗布法

　紫草油（『中医皮膚病診療学』），紫楡油膏（『中医外科臨証集要』），黄連膏（『経験良方匯抄』），紫連膏（経験方），青黛膏（経験方）などを用いて患部に塗布する。1 日 2 回。

　虚寒型の場合は，衝和膏（『古今匯精』），神効当帰膏（『校注婦人良方』）などを用いて患部に塗布する。

(2) その他の療法

● 鍼灸療法

　紅斑が強い血熱型の場合は，大椎・曲池・合谷・曲沢・血海などを選び，瀉の手技で，留鍼 15 分，1 日 1 回，5 日を 1 クールとする。

　虚寒型の場合は，脾兪・腎兪・関元・三陰交・足三里・気海・合谷などを選び，補の手技で，留鍼 20 〜 30 分，1 日 1 回，5 日を 1 クールとする。

● 瀉血療法

　血熱型に適応する。耳尖の瀉血療法を施術する（2 〜 5 ml）。2 日に 1 回，3 回を 1 クールとする。

● 吸玉療法

　督脈・挟脊穴に，吸玉療法ないし走罐（スライドカッピング）法を用いて施術する。1 日 1 回，5 日を 1 クールとする。

３）注意事項

● 刺激物や辛いもの・脂っこいものを避ける。

● 過労しないよう安静にする。

● 皮膚を保護し，二次感染を防ぐ。

４ 血栓性静脈炎（中医病名：青蛇毒）

表在的静脈に血栓が形成されたことによって炎症を生じる。

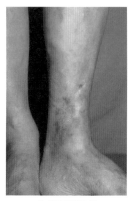

血栓性静脈炎

１）症状の特徴

● 下腿に多発する。

● 静脈分布に沿って索状の暗紅色のやや硬い硬結様発疹が認められる。時に痛みまたは痒みを伴う。

● 下腿の静脈瘤がみられることもある。

● 慢性に経過し，再発がある。

２）外用

（１）外用剤の選択

● 薬液湿布法

涼血補血・通絡活血の生薬と処方が多く使われている。

急性発疹には，紫草 5 g，地楡 20 g，当帰 15 g，黄柏 10 g，紅花 5 g，乳香 3 g，没薬 3 g を水で煎じたものを患部に湿布する。1 日 2 回，1 回 20 分。

もしくは大黄 10 g，黄芩 10 g，黄柏 10 g，乳香 10 g，紅花 10 g，丹参 15 g，当帰 12 g を水で煎じたものを患部に湿布する。

また，解毒洗薬（『実用中医外科学』），外用消毒薬（『御薬院方』），紫草洗方（『趙炳南臨床経験集』）などを用いて患部に湿布する。

慢性期・回復期は，上記処方に桂枝・鶏血藤・蒼朮・当帰など温経通絡の生薬を加えて湿布することができる。または静脈炎洗剤（『中医外科心得集』），活血止痛散（『実用中医外科学』），淋洗当帰湯（『太平聖恵方』），化瘀止痛散（雲南中医医院経験方）などを煎じたものを患部に湿布する。

● 中薬塗布法

黄柏散（『普済方』），金黄散（『外科精要』），三妙散（『臨診一得録』），三黄散（『瘍医大全』），青黛散（『中医外科講義』），紫色消腫粉（『趙炳南臨床経験集』）などを，水やオイルを用いてシャーベット状にし，患部に塗布する。1 日 1 ～ 2 回。

● 薬浴法

血熱型の場合は，黄柏散（『普済方』），金黄散（『外科精要』），馬蛇湯（『中医外科臨証集要』），復方馬歯莧洗方（『趙炳南臨床経験集』）などの処方を用いる。

慢性期・回復期には，活血止痛散（『実用中医外科学』），紫草洗方（『趙炳南臨床経験集』），静脈炎洗剤（『中医外科心得集』），淋洗当帰湯（『太平聖恵方』）などの処方を用いる。

● 油剤・軟膏塗布法

紫草油（『中医皮膚病診療学』），紫楡油膏（『中医外科臨証集要』），黄連膏（『経験良方匯抄』），

紫連膏（経験方），青黛膏（経験方）などを用いて患部に塗布する。1日2回。

　虚寒型の場合は，衝和膏（『古今匯精』），神効当帰膏（『校注婦人良方』），神仙太乙膏（『太平聖恵方』）などを用いて患部に塗布する。

(2) その他の療法
●鍼灸療法

　紅斑が強い血熱型の場合は，大椎・曲池・合谷・曲沢・血海などを選び，瀉の手技で，留鍼15分，1日1回，5日を1クールとする。

　虚寒型の場合は，脾兪・腎兪・関元・三陰交・足三里・気海・合谷などを選び，補の手技で，留鍼20〜30分，1日1回，5日を1クールとする。

●吸玉療法

　督脈・挟脊穴に，吸玉療法ないし走罐（スライドカッピング）法を用いて施術する。1日1回，5日を1クールとする。

3）注意事項
- 刺激物・辛いもの・脂っこいものを避ける。
- 過労しないよう安静する。
- サポーターを着け徐々に活動する。ただし長時間に及ばないようにする。
- 局部を保温する。

5　膠原病

　膠原病は結合織に粘液様の浮腫および膠原線維のフィブリノイド変性・線維化・血管炎などがみられる病変で，皮膚以外に，全身の多くの内臓・組織に病変を引き起こす免疫疾患である。

　臨床上，膠原病の症状はきわめて多彩である。皮膚症状としては，紅斑・浮腫性紅斑・環状紅斑・結節・甲周囲毛細血管の拡張・水疱・紫斑・膨疹・粘膜疹・レイノー現象・脱毛などがみられる。また，筋肉痛・関節痛・倦怠感・乾燥症状（皮膚・粘膜など）・発熱・下痢・便秘・ほてり・冷え・腎障害・漿膜炎など，さまざまな症状が認められる。

　範囲はエリテマトーデス・皮膚筋炎・強皮症・リウマチ・シェーグレン症候群・混合性結合織病などがあげられる。

1　エリテマトーデス（中医病名：発斑・蝶瘡流注）

　原因は不明であるが，自己免疫性素因が強く関連する疾患である。全身の多臓器に影響する「全身性エリテマトーデス」と，皮膚に限局する「円板状エリテマトーデス」に大別される。さまざまな中間型・移行型も認められる。発疹は急性型・亜急性型・慢性型を呈す。

1) 症状の特徴

(1) 全身性エリテマトーデス

　多臓器に障害が発生する免疫疾患。多彩な症状があり，発症と緩解を繰り返し慢性の経過をとる。

● 若い女性に多くみられる。

● 初期は発熱（80 〜 90％の患者にみられる）・関節痛（移動性・朝の小関節のこわばりなど）・全身倦怠感・体重の減少などがあり，進行していくと多臓器の障害が認められる。

● 腎臓・心臓・肺の障害が多く，全身症状としては，浮腫・尿閉・咳嗽・喘息・動悸・胸痛・食欲不振・下痢・吐き気などが認められる。

　　皮膚症状としては，顔面の蝶形紅斑（鼻背を中心に，両頬部に左右対称に蝶の形に似た浮腫性紅斑がみられる）・顔面や四肢関節部の円板状紅斑・掌蹠紅斑・粘膜疹・頭部の瀰漫性脱毛・爪周辺の紅斑・皮下結節・レイノー現象・多形紅斑など多彩な症状が認められる。

● 検査では，貧血・白血球数減少・リンパ球減少・多種の抗体陽性・エリテマトーデス細胞・免疫グロブリンや補体・蛋白尿などが検出される。

● 日光や紫外線に敏感。寒冷・過労・外傷・手術・妊娠・出産・感染・薬剤摂取が誘因または増悪因子となる。

● 腎障害の有無は予後を左右する重要な点である。

● 重症になると，精神・神経症状がみられることもある。たとえば，不眠・不安・うつ状態・記憶障害，さらに痙攣・視力障害など。

(2) 円板状エリテマトーデス（中医病名：鬼面瘡・紅蝴蝶）

　病変は皮膚の一部に限局する傾向が強い。発疹は紅斑・落屑・萎縮を特徴とし，形は円板状ないし不規則な赤い局面で，顔面・頭部・耳介部によくみられる。

● 慢性の経過を辿り，皮膚の一部に限局することが多い。

● 発疹は円板形または不規則な形で，境界は明瞭。やや隆起する赤い局面で，中央はやや萎縮。古い病変部には瘢痕を残すこともある。表面に鱗屑，下には毛孔の拡大と角栓，周りに色素沈着をみることがある。毛細血管拡張もしばしば認められる。

● 顔面に好発し，特に頬部・鼻に多く，次に頭部・眼瞼・額などにみられる。耳介・指趾・足縁などは角化性。粘膜も侵されることがあり，特に口唇の腫れ・落屑・潰瘍などが認められる。頭部では脱毛を生じる。

● 日光に敏感で，たまに軽い痒みがある。数は少ないが，一部の患者に微熱・倦怠感・関節痛が認められる。

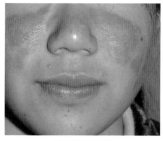
顔面蝶形紅斑

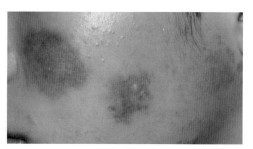
円板状紅斑

2）外用
皮膚の発疹に対して外用治療を行う。

（1）外用剤の選択
● 薬液湿布法
清熱解毒・涼血の生薬と処方が多く使われている。虚証が目立つ場合は，益気補血・活血通絡の生薬もよく配合される。
たとえば馬歯莧 15 g，青蒿 15 g，大黄 10 g を煎じたものを患部に湿布する。
また，黄芩湯（『太平聖恵方』），解毒洗薬（『実用中医外科学』），外用消毒薬（『御薬院方』），清熱止痒散＋祛風止痒散（雲南中医医院経験方）などを用いて患部に湿布する。
● 中薬塗布法
黄柏散（『普済方』），金黄散（『外科精要』），三黄散（『瘍医大全』），青柏散（『中医皮膚病学簡編』）などを，水やオイルでシャーベット状にし，患部に塗布し，30 分後に拭き取る。1 日 1〜2 回。
● 油剤・軟膏塗布法
紫草油（『瘡瘍大全』），黄連神膏（『寿世新編』），紫連膏（経験方），青黛膏（経験方），黄連膏（『経験良方匯抄』）などを用いて患部に塗布する。1 日 2 回。
虚寒型の場合は，衝和膏（『古今匯精』），黄耆膏（『劉涓子鬼遺方』）などを用いて患部に塗布する。

（2）その他の療法
● 鍼灸療法
邪気以外に，内臓の機能・気血津液の乱れが認められる疾患であるため，鍼灸治療も主に弁証のうえで施術する。
また，紅斑が強い血熱型の場合は，大椎・曲池・合谷・曲沢・血海などを選び，瀉の手技を行う。1 日 1 回，10 日を 1 クールとする。
虚証型の場合は，脾兪・腎兪・関元・三陰交・足三里・気海・合谷などを選び，補の手技で施術する。1 日 1 回，10 日を 1 クールとする。

3）注意事項
● 過労しないように安静にする。
● 日光の暴露・寒冷への暴露・感染・ストレスなどをできるだけ避ける。
● 紫外線防止対策をしっかり講じる。
● 辛いものや刺激の強い食べものを避ける。

2 強皮症（中医病名：皮痺・痺証）

強皮症は原因不明の皮膚硬化を主徴とする慢性，皮膚のみ限局性硬化ないし全身多臓器に線維化を来す汎発性皮膚結合組織性疾患である。一般に皮膚病変は紅色浮腫，硬化，萎縮の 3 段階がある。

1）症状の特徴

(1) 汎発性全身性強皮症

- 皮膚症状以外に，レイノー現象・内臓障害が認められる。
- 肢端型と瀰漫型に分けられる。汎発性強皮症の予後は内臓病変の重症度に左右される。
- 肢端型はしばしば前駆症状，たとえばレイノー現象・関節痛・発熱・体重減少などがみられる。
- 皮膚硬化は四肢末端から始まり，手指の軽い腫脹と浮腫，時に伸縮しにくい感じがある。徐々に硬化し，ソーセージの形に似てくる。次第に指尖の点状壊死，爪甲の短縮・弯曲，爪甲周囲の毛細血管拡張などが認められる。指腹には小潰瘍・瘢痕がみられ，進行していくと壊疽となり，断指し末端が短くなる。硬化は末梢より上腕へと進行していく。
- 顔は硬化により皺が消失し唇が薄くなり，鼻が尖ってくる。開口が不自由なこともあり，歯が出ている。口の周りに放射状の皺が認められる。無表情となり仮面様顔貌となる。口・咽頭部・外陰部など粘膜の乾燥・萎縮が認められることもある。
- 皮膚症状は初期の浮腫から次第に皮紋がなくなり，光沢を帯びて硬くなる。最後は皮膚・筋肉は萎縮して薄くなり，ひどく痩せ，関節運動障害にまで発展していく。
- 瀰漫型の病状はより重くなりやすい。初期の皮膚は赤く腫れ，硬くなり，体幹より全身へと進行していく。皮膚は厚く硬くなり，胸腹部および四肢の皮膚が緊張する。無表情な顔，尖鼻，耳介が薄く，開口・閉口障害，眼瞼の動きの障害，色素沈着と脱失，毛細血管拡張などがしばしば認められる。また，関節痛・歯の脱落がみられ，食道の蠕動低下による嚥下障害，吐き気，吸収不良による便秘・下痢，腹部膨満などの症状が認められる。肺に影響すると，動くと呼吸困難になり，間質性肺炎・肺の線維化・肺気腫など，さらに心臓と腎臓の機能障害も認められることがあり，予後不良である。
- 診断においては，レイノー症状，皮膚硬化，肺・消化管の線維化，血清学所見などから診断する。血清学的所見では，抗核抗体・抗 Scl-70・抗 UIRNP・BFP・抗 ENA 抗体・抗セントロメア抗体が陽性，免疫グロブリンの上昇，A/G 比の低下，γグロブリン値の上昇，RA テスト陽性，貧血，血沈が加速，尿蛋白陽性などが基準になる。

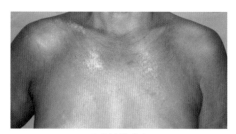

全身性強皮症

(2) 限局性強皮症

- 全身症状はなく，あっても軽度で，皮膚病変に限局する。
- 病程は慢性の経過を辿る。初期には皮膚の浮腫がみられる。その後，徐々に硬化していき，表面が光って蝋様光沢を持つようになり，萎縮に発展していく。脱毛が認められることもある。
- 限局性強皮症には以下のようなタイプがある。

　斑状強皮症：顔・胸部・四肢に好発する。初期にはピンク色の浮腫性紅斑が認められる。その後，境界線がくっきりし，円形または卵円形，時に不整形で，蝋様光沢のある象牙色の硬化斑となる。硬化部に毛はなく発汗も減少する。時に発疹の周辺に紫紅色の縁がみられる。次第に萎縮し，色素沈着がみられる。このよ

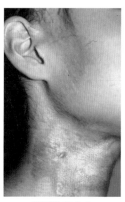

限局性強皮症

うな斑状強皮症が多発する場合は，多発性斑状強皮症と呼ばれる。

線状または帯状強皮症：額・四肢などに好発し，発疹は線状または帯状に硬化局面となる。単発性で片側性が多い。顔面正中部に帯状の萎縮性陥凹局面が生じる場合は，剣傷状強皮症と呼ばれる。

点状強皮症：体幹部に好発する。集簇がみられることがある。点状に配列し，境界がくっきりしており，表面は光って硬くなる。

２）外用
（1）外用剤の選択
●薬液湿布法
局部の発疹に適応する。

通絡活血・補気養血の生薬と処方が多く使われる。

たとえば，透骨草 30 g，桂枝 10 g，紅花 10 g，鶏血藤 15 g，桑枝 15 g，羌活 10 g，伸筋草 10 g を水で煎じたものを患部に湿布する。または，化瘀止痛散加潤膚止痒散（雲南中医院経験方）を水で煎じたものを患部に湿布する。湿布後，保湿クリームでスキンケアする。

また，紫草洗方（『趙炳南臨床経験集』），淋洗方（『臨診一得録』），淋洗当帰湯（『太平聖恵方』），活血止痛散（『実用中医外科学』）などを用いて患部に湿布する。1日1〜2回。
●薬浴法
発疹の面積が広い場合には，活血止痛散（『実用中医外科学』），紫草洗方（『趙炳南臨床経験集』），淋洗当帰湯（『太平聖恵方』）などの処方を煎じた薬液を浴槽に入れて入浴する。
●中薬塗布法
硬い局部の発疹には，五倍子散（『中医外科臨証集要』），紫色消腫粉（『趙炳南臨床経験集』），化瘀止痛散（雲南中医医院経験方）などを，水やオイルを用いてシャーベット状にし，患部に塗布する。1日1〜2回。
●油剤・軟膏塗布法
化堅油（『趙炳南臨床経験集』），黄耆膏（経験方・『普済方』巻二九二），衝和膏（『古今匯精』），生肉膏（『外台秘要』）などを用いて患部に塗布する。1日2回。

（2）その他の療法
●鍼灸療法
活血化瘀のツボがよく選ばれる。また，臓腑・経絡弁証によってツボを選んで施術する。

また，発疹部位の阿是穴，脾兪・腎兪・関元・三陰交・足三里・気海・合谷などが多く選ばれる。留鍼20〜30分，1日1回，5日を1クールとする。
●灸治療法
病変の範囲が小さい場合に適応する。

病変部に灸を行う。1日1回，7日を1クールとする。
●吸玉療法
体幹部や四肢の発疹部に吸玉療法ないし走罐（スライドカッピング）法を用いて施術する。1日1回，5日を1クールとする。

3）注意事項

- 刺激物や辛いもの・脂っこいものを避ける。
- 過労しないよう安静にする。
- 安定期は適度に運動する。
- 局部を保温する。

3　皮膚筋炎（中医病名：肌痺・肉痺）

　皮膚と筋肉を侵す自己免疫疾患で，膠原病に属する。紅斑と浮腫性発疹がみられ，筋力低下・筋肉痛などの症状を呈する。成人型と児童型に分けることもある。

1）症状の特徴

- 皮膚病変はきわめて特徴的である。両方の上眼瞼を中心とした顔面の紫紅色の浮腫性紅斑。指関節背面の浮腫性紅斑または紫紅色の扁平状に隆起した細かい鱗屑に覆われた丘疹。頸部・前胸部・四肢にも瀰漫性浮腫性の紅斑がみられることがある。
- 頰部・頭部に脂漏性皮膚様の紅斑が出現することがある。
- 爪甲部の毛細血管拡張，時に関節部の潰瘍・脱毛・レイノー現象などの症状も認められる。
- 小児の場合は蝶形紅斑の形をとる。
- 瘙痒性丘疹・小水疱・日光過敏症も認められる。
- 筋症状として，主に横紋筋を侵し，特に近位筋に出現する。脱力感・筋肉痛・筋力低下が認められる。上肢挙上困難・下肢歩行困難・嚥下困難・呼吸困難などの症状が認められる。たまに複視もある。後期になると，肌肉の萎縮・痙攣などがみられ，運動障害を引き起こす。小児では筋肉中のカルシウム沈着がよく認められる。
- 発熱・全身倦怠感・関節痛・筋力低下などの全身症状で始まることが多く，皮膚と筋肉の炎症を主病変とするが，両者の症状は必ずしも併存するとは限らない。
- 心筋炎・間質性肺炎・胸膜炎・腎障害・関節炎・肝脾の腫れがみられることもある。成人には腫瘍を合併する例もしばしばみられる。

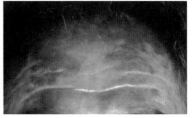
皮膚筋炎の額の紫紅斑

2）外用
（1）外用剤の選択
- 薬液湿布法

　実証・赤い浮腫・浮腫性紅斑などが認められた場合には，清熱解毒・涼血の生薬と処方が多く使われる。四肢無力・筋力低下などの症状が目立つ場合には，益気補血・活血通絡の生薬がよく配合される。

　たとえば，黄芩湯（『太平聖恵方』），甘草湯（『太平聖恵方』），外用消毒薬（『御薬院方』），化瘀止痛散加清熱止痒散（雲南中医医院経験方），復方馬歯莧洗方（『趙炳南臨床経験集』）を用いて患部に湿布する。筋力低下の症状が目立つ場合には，紫草洗方（『趙炳南臨床経験集』），化瘀止痛散加潤膚止痒散（雲南中医医院経験方），淋洗方（『臨診一得録』）などを用いて湿布する。

●中薬塗布法

実証には黄柏散（『普済方』），金黄散（『外科精要』），三黄洗剤（『中医外科学』）などを，水やオイルを用いてシャーベット状にし，患部に塗布し，30分後に拭き取る。1日1～2回。

筋力低下の場合には，紫色消腫粉（『趙炳南臨床経験集』），三黄二香散（『中医外科外治法』），寸金散（『瘍医大全』）などを使う。

●油剤・軟膏塗布法

紫草油（『瘡瘍大全』），黄連神膏（『寿世新編』），紫連膏（経験方），青黛膏（経験方），黄連膏（『経験良方匯抄』）などを用いて患部に塗布する。1日2回。

虚寒型の場合には，衝和膏（『古今匯精』），黄耆膏（『劉涓子鬼遺方』）などを用いて患部に塗布する。

(2) その他の療法

●鍼灸療法

紅斑が強い血熱型の場合は，大椎・曲池・合谷・曲沢・血海などを選び，瀉の手技を行う。1日1回，10日を1クールとする。

筋力低下の場合は，脾兪・腎兪・三陰交・足三里・気海・合谷・曲池などを選び，補の手技で施術する。1日1回，10日を1クールとする。

●瀉血療法

血熱型に適応する。耳尖の瀉血療法を施術する（2～5ml）。2日に1回，3回を1クールとする。

●吸玉療法

督脈・背部兪穴・筋力低下部位に吸玉療法ないし走罐（スライドカッピング）法を用いて施術する。1日1回，5日を1クールとする。

●灸療法

筋力低下部位に活血化瘀・補気通絡の生薬を用いて施術する。1日1回，10日を1クールとする。

3）注意事項

●過労しないように安静にする。
●日光の暴露・寒冷への暴露・感染・ストレスなどをできるだけ回避する。
●辛いものや刺激の強い食べものを避ける。

6 水疱症・膿疱症

主に大小不揃いの水疱または膿疱が続発する，進行性で難治の疾患である。感染症による水疱症や膿疱ではなく，自己免疫によって発生する疾患を指す。

水疱症は，繰り返し発症し，正常のように見える皮膚に弛緩性または緊張性の水疱が認められる。水疱のサイズは大小不揃いで，半透明の外観を呈する。指で水疱を押すと，表皮が剝が

れて水疱が移動するように感じられる。また，正常のように見える皮膚を強くこすると水疱ができる場合がある（ニコルスキー現象）。水疱以外に，糜爛・痂皮もよくみられ，もし感染を続発すれば膿疱が現れることもある。一部の水疱症には紅斑・膨疹・丘疹を伴うことがある。

　膿疱症では無菌性膿疱が繰り返し発生することが特徴である。特に手掌・足底に発症することが多い。初発時に小水疱がみられ，急速に膿疱に変わり，次第に膿疱が破れて痂皮などが認められるようになる。

　水疱症の範囲に，天疱瘡・類天疱瘡・疱疹様皮膚炎・線状 IgA 水疱性天疱瘡・妊娠疱疹・後天性表皮水疱症・家族性慢性良性天疱瘡・先天性表皮水疱症などが含まれる。

　膿疱症には掌蹠膿疱症，好酸球性膿疱性毛包炎，疱疹性膿痂疹，角層下膿疱症などが含まれる。

① 天疱瘡と類天疱瘡（中医病名：天疱瘡・火赤瘡）

1）症状の特徴

（1）尋常性天疱瘡

● 発疹は全身の皮膚に散在する。

● 初期には大豆大～ウズラ卵大，あるいはさらに大きな緊張した水疱が発生する。初めは透明な水疱だが，次第に混濁し，緊張した水疱も弛緩し，破れて糜爛面となる。出血を伴うこともある。辺縁に襟状の疱膜がみられる。回復後に色素沈着が残る。

● 粘膜部の発疹は，口腔内によくみられる。糜爛を呈し，口唇の損害もある。続いて目・鼻・咽頭・外陰部などにも害が及ぶ。

● 病程は慢性の経過を辿り，旧病巣に新しい発疹が発生，融合して拡大していく。

● 指で水疱間の正常な皮膚または水疱の表面をつねると，表皮が剥離し，水疱を圧迫すると，水疱が周囲に拡大していく現象もみられる（ニコルスキー現象）。

● 瘙痒・痛みがあり，時に畏寒・発熱・食欲減退・倦怠感などの症状がみられ，敗血症や肺炎などに合併することもある。

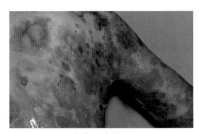
水疱・糜爛面

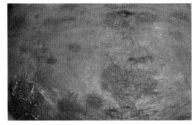
紅斑・落葉状痂皮

（2）増殖性天疱瘡

● 早期病変は尋常性天疱瘡に似ているが，糜爛面に乳頭状増殖発疹がみられ，周辺を赤い環状紅斑が囲む。表面を汚い厚い痂皮が覆い，臭う。

（3）落葉性天疱瘡

● 初期は小さく弛緩した水疱が認められ，破れやすく，浅い糜爛となる。その後，表皮の剥離がみられ，患部表面が落葉状痂皮となり，中央基底部に粘着し，周囲は剥がれる。

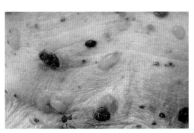
類天疱瘡の緊張性水疱

●発疹部に灼熱感があり，時に激しい瘙痒を伴うことがある。

●粘膜の損害が少ない。あっても浅く，症状が軽い。

(4) 紅斑型天疱瘡

●粘膜の発疹はあまりみられない。

●鼻と頬に蝶形紅斑が認められ，紅斑表面を脂漏性鱗屑または痂皮が覆う。痂皮を取り除くと浅い糜爛面が認められる。

●紅斑の上に弛緩性小水疱があり，破れると鱗屑となる。

(5) 類天疱瘡

●体幹・四肢に緊張性水疱が出現することが特徴で，50代以上の発症が多い。

●水疱はソラ豆大〜クルミ大で，表皮の張力が高く半球状に膨らみ，水疱内に透明な液がみられる。たまに出血もみられる。破れにくく，破れても回復しやすい。ニコルスキー現象陰性である。

2）外用
(1) 外用剤の選択
●薬液湿布法

　水疱・滲出部に，清熱解毒・収斂止痒の生薬と処方を選ぶ。1日2〜3回。3日を1クールとする。

　たとえば，紅斑・滲出のところには3〜5％馬歯莧液で湿布する。また，黄柏15g，地楡10g，金銀花10g，野菊花10gを水で煎じたものを患部に湿布する。

　甘草芍薬湯（『普済方』），黄芩湯（『太平聖恵方』），苦参湯（『赤水玄珠』），苦参（『瘍科心得集』），復方馬歯莧洗方（『趙炳南臨床経験集』），解毒洗薬（『実用中医外科学』）なども使える。

●中薬懸濁液塗布法

　清熱解毒・収斂利湿の生薬粉を患部に振りかけるか，もしくは液体（水あるいはオイル）を用いて懸濁液やシャーベット状にして病変局部に塗布する方法である。1日2回，7日を1クールとする。

　馬歯莧粉（『中医皮膚病学簡編』），三黄洗剤（『中医外科学』），黄金散（『古今医統大全』），黄柏散（『実用中医外科学』），青柏散（『中医皮膚病学簡編』），二黄散（『聖済総録』），三妙散（『医宗金鑑』）なども使える。

●油剤・軟膏塗布法

　油剤は刺激が少ないため，より安全に広い範囲に適応し，糜爛面などでも使われている。

　紫草油（『瘡瘍大全』），地楡紫草油（経験方），紫草油膏（『中医外科臨証集要』），紫藤潰瘍油（経験方）などを用いて塗布する。

　厚い痂皮がある場合は，黄連膏（『医宗金鑑』），黄連神膏（『寿世新編』），紫雲膏（華岡青洲経験方），紫連膏（経験方），藍根膏（『聖済総録』）などを塗布する。

(2) その他の療法
●鍼灸療法

　痂皮・鱗屑が認められる場合は，足三里・豊隆・三陰交・曲池・血海・合谷などに鍼治療を

行い，1日1回，10日を1クールとする。

3）注意事項

- 患部の皮膚を清潔する。
- 感染症を防止する。
- 皮膚を刺激しない。
- できるだけシンプルな方法で治療する。さらに，やさしく，刺激の少ない方法を選ぶ。
- ストレスを避ける。
- 辛いものや刺激の強い食べものを避ける。

2 掌蹠膿疱症（中医病名：湧泉疽・掌心疽）

足底と手掌に発生する無菌性膿疱を主症状とする疾患である。

1）症状の特徴

- 手掌・足底に対称に，紅暈を伴う小水疱が散在あるいは集簇して発生し，すぐに膿疱となる。
- 膿疱は約1週間で乾燥し，黄褐色の痂皮となる。
- 小水疱・膿疱は2～4週間隔で繰り返し発生し，慢性に経過する。種々の程度の瘙痒がある。
- 初期には片側の足底から始まることが多く，以後，両側性かつ手掌にも及ぶ。手では母指球・小指球部，足では土踏まずが好発部位であるが，指趾にも及ぶことがある。爪が侵されることもあり，点状陥凹・横溝形成・変形などを呈する。
- 掌蹠以外にも肘頭・膝蓋・耳介部などに落屑性紅斑の皮疹を生じることがある。
- 膿疱は無菌性である。時に掌蹠以外にも発疹がみられる。また胸鎖骨関節の痛みを伴うことがある。
- 軽快と悪化を繰り返しつつ，慢性に経過する。

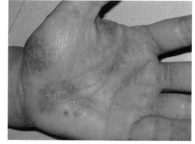

掌蹠の集簇性小膿疱・痂皮

2）外用

（1）外用剤の選択

- 薬液湿布法

水疱・滲出部に，清熱解毒・収斂止痒の生薬と処方を選ぶ。1日2～3回。3日を1クールとする。

馬歯莧10g，黄柏10g，地楡10g，苦参10gを水で煎じたもので患部に湿布する。

蒼膚水洗剤（『中医皮膚病診療学』），黄芩湯（『太平聖恵方』），黄連湯（『太平聖恵方』），外用消毒薬（『御薬院方』），甘草芍薬湯（『普済方』），復方馬歯莧洗方（『趙炳南臨床経験集』），解毒洗薬（『実用中医外科学』），止痒洗剤Ⅲ号（『中医外科外治法』）なども使える。

- 中薬懸濁液塗布法

清熱解毒・収斂利湿の生薬粉を患部に振りかけるか，あるいは液体（水もしくはオイル）を用いて懸濁液やシャーベット状にして病変の局部に塗布する方法である。1日2回，7日を1

クールとする。

黄柏散（『実用中医外科学』），黄馬散（『太平聖恵方』），黄連散（『太平聖恵方』），三黄二香散（『中医外科外治法』），青柏散（『中医皮膚病学簡編』），蛇床子散（『青嚢秘伝』），如聖散（『仁術便覧』），如意金黄散（『外科正宗』）なども使える。

●油剤・軟膏塗布法

油剤は刺激が少ないため，より安全に広い範囲に適応でき，糜爛面などでも使われている。

紫草油（『瘡瘍大全』），地楡紫草油（経験方），紫藤潰瘍油（経験方），黄連膏（『経験良方匯抄』），黄連神膏（『寿世新編』），紫雲膏（華岡青洲経験方），黄水瘡方（『清内廷法制丸散膏丹各薬配本』），藍根膏（『聖済総録』），芙蓉膏（『中医外科証治経験』）などを塗布する。あるいはODT療法を行う。

(2) その他の療法

●鍼灸療法

膿疱が目立つ熱毒型の場合は，足三里・曲池・曲沢・委中・阿是穴などに鍼治療を行い，瀉の手技で，留鍼20〜30分，1日1回，5日を1クールとする。

寒湿型の場合は，肝兪・腎兪・関元・内関・足三里などを加え，補の手技で，留鍼20〜30分，1日1回，5日を1クールとする。

●耳穴治療

耳穴の神門・内分泌などの部位に王不留行の種などを貼り付ける。

●瀉血療法

紅斑・膿疱が強い場合は耳尖の瀉血（10〜15滴）を行う。1日1回，7日を1クールとする。

●吸玉療法

背部の兪穴に走罐（スライドカッピング）法を用いて施術する。1日1回，7日を1クールとする。

3) 注意事項

●患部の皮膚を清潔する。
●感染症を防止する。
●皮膚を刺激しない。
●金属過敏の患者に対しては，金属製の差し歯などを使わない。
●辛いものや刺激の強い食べものを避ける。

7　光および物理・化学的原因による皮膚障害

温度・圧迫・日光・放射線・化学物質などの刺激素因によって発生する皮膚疾患である。本来，人間は自然環境に生きる生物で，もともと外からの刺激を防ぐ皮膚というバリアーゾンがあり，一定の光および物理・化学的刺激素因があっても損傷は発生しないが，過度な刺激を受けると一時的な障害が発生することがある。さらに，常に刺激を受ける環境にいれば，皮膚が

慢性的な刺激を受け障害が発生する。さらに，もともと皮膚に異常があれば，通常は耐えられる光・物理・化学の刺激でも障害が生じることになる。

　日光や温熱による皮膚障害には，紅斑・浮腫性紅斑・水疱・丘疹・膨疹・結節・苔癬化・色素沈着などの症状がみられ，それらが混在することもある。慢性に経過するが，夏に悪化する傾向がある。瘙痒を伴う。放射線によるものも類似の症状が認められ，大量の放射線照射を受けると，やけどに似た症状になる。軽度の熱傷では紅斑・灼熱感・痛みが目立つ。

　寒冷によるものは，皮膚の蒼白，加温されると発赤・痛みが生じる。時に小水疱もみられる。次第に紫紅斑と浮腫が出現し，さらに進行すると糜爛・潰瘍になることがある。また，四末の冷え・瘙痒がみられる。

1 日光皮膚炎（中医病名：日晒瘡・晒斑）

　紫外線によって紅斑・浮腫・水疱などが発生する皮膚疾患であり，発症部位は日光に暴露されたところに限局することが多い。

　また，特殊な食材や薬剤を摂取したり，触れたりした後に，日光に暴露された部位に発疹するケースもあり，光線過敏症または光接触性皮膚炎と呼ぶ。

　その発症機序として，光毒性と光アレルギー性のものがある。

1）症状の特徴
- 主に夏季に多発する。
- 発症部位は日光に暴露された場所で，顔面・頸部・手背・前腕など。
- その症状の重さは日光に暴露された時間と範囲，環境などと関連し，体質的なものにも左右される。
- 発疹は，紅斑・浮腫性紅斑・丘疹・水疱・糜爛などの症状が主で，時に全身症状として発熱・吐き気・倦怠感などがみられる。緩和後，鱗屑の剥離や色素沈着がみられ，回復していく。慢性化すると，苔癬化・結節・皮膚の萎縮・皺の形成・乾燥・弾力の低下・色素沈着・色素脱失などの症状も認められる。

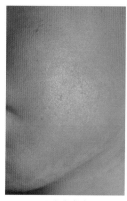
日光皮膚炎

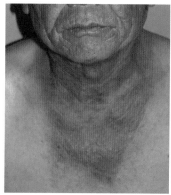
多形性日光疹

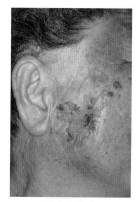
日光角化症

２）外用とスキンケア

（1）外用剤の選択

●薬液湿布法

　水疱・滲出部に，清熱解毒・収斂止痒の生薬と処方を選ぶ。１日２〜３回。３日を１クールとする。

　馬歯莧 10 g，地楡 10 g，苦参 10 g，蒲公英 10 g，黄柏 10 g を水 1,000ml で煎じたもので，患部に湿布する。

　野菊煎剤（『中医皮膚病学簡編』），馬歯莧湿布剤（『張作舟経験方』），復方馬歯莧洗方（『趙炳南臨床経験集』），甘草芍薬湯（『普済方』），苦参湯（『瘍科心得集』），外用消毒薬（『御薬院方』），解毒洗薬（『実用中医外科学』）なども使える。

●中薬懸濁液塗布法

　清熱解毒の生薬粉を患部に振りかけるか，もしくは液体（水あるいはオイル）を用いて懸濁液やシャーベット状にして病変局部に塗布する方法である。１日２回，７日を１クールとする。顔面の場合は，生薬粉を用いて生薬パックを作って顔にパックする。

　黄金散（『普済方』），黄柏散（『実用中医外科学』），黄馬散（『太平聖恵方』），三黄洗剤（『中医外科学』），青柏散（『中医皮膚病学簡編』），二黄散（『聖済総録』）なども使える。色素沈着が目立つ場合は，八白散（『衛生宝鑑』），玉容散（『種福堂公選良方』），七白散（『永類鈐方』）などが使える。

●油剤・軟膏塗布法

　黄連膏（『経験良方匯抄』），紫連膏（経験方），紫雲膏（華岡青洲経験方），紫草膏（『趙炳南臨床経験集』），藍根膏（『聖済総録』）などを塗布する。

　クリームや軟膏でスキンケアすることも重要である。

（2）その他の療法

●瀉血療法

　紅斑が強い場合は，耳尖の瀉血（10 〜 15 滴）を行う。１日１回，７日を１クールとする。

３）注意事項

- ●外出時の遮光対策をしっかりすること。
- ●皮膚を刺激しない。
- ●皮膚の保湿など，スキンケア対策を積極的に行う。
- ●辛いものや刺激の強いもの，光毒性を引き起こす食べもの（柑橘系・マンゴー・キウイ・セロリ・パセリなど）を避ける。

2 凍瘡（中医病名：凍風・寒瘰）

　寒冷による刺激を繰り返すうちに末梢循環障害が起こり，手足の皮膚に限局性の炎症性疾患が生じるもの。

1）症状の特徴

- 冬季に発生する。
- 手指・足趾・足背・耳介・顔面など末梢部位に発生する。
- 皮膚に限局性の浮腫性紫紅斑が認められ，触ると冷たい感じがある。ひどいときには水疱・糜爛・潰瘍もみられる。
- 自覚症状として，痒みがあり，潰瘍になると痛みがある。

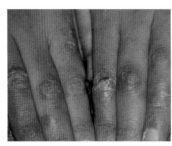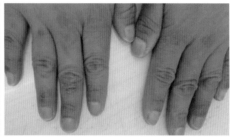

指の凍瘡

2）外用とスキンケア

（1）外用剤の選択

- 薬浴法

通絡活血・補気養血の生薬と処方が多く使われる。患部の局部浴を行う。

艾葉 10 g，乾姜 10 g，山椒 5 g，川芎 10 g を水 2,000ml で煎じたもので患部を洗う。

活血止痛散（『実用中医外科学』），紫草洗方（『趙炳南臨床経験集』），淋洗当帰湯（『太平聖恵方』）などの処方を煎じた薬液で局部浴を行う。

化瘀止痛散加潤膚止痒散（雲南中医医院経験方），活血止痛散（『実用中医外科学』），紫草洗方（『趙炳南臨床経験集』），淋洗当帰湯（『太平聖恵方』）を水で煎じたものを，患部に湿布する。湿布後，保湿クリームでスキンケアする。

- 中薬塗布法

黄柏散（『太平聖恵方』），一九散（『経験各種秘方輯要』），化瘀止痛散（雲南中医医院経験方），丁桂散（『臨診一得録』）などを，水やオイルを用いてシャーベット状にし，患部に塗布する。1 日 1 ～ 2 回。

唐辛子チンキ（唐辛子 5 g，紅花 3 g，70％アルコール 100ml）を用いて患部に塗布する。もしくは樟辣チンキ（『中医皮膚病学簡編』），凍瘡酒（『文琢之中医外科経験論集』）が使える。1 日 2 回。

- 油剤・軟膏塗布法

凍瘡膏（『中医皮膚病診療学』），紫草油（『瘍瘡大全』），黄耆膏（経験方・『普済方』巻二九二），黄耆膏（『劉涓子鬼遺方』），衝和膏（『古今匯精』），中黄膏（華岡青洲経験方）などを患部に塗布する。1 日 2 回。

（2）その他の療法

- 鍼灸療法

活血化瘀のツボがよく選ばれる。また，臓腑・経絡弁証にもとづきツボを選んで施術する。

　また，発疹部位の阿是穴，脾兪・腎兪・三陰交・足三里・気海などがよく選ばれる。留鍼20〜30分，1日1回，5日を1クールとする。

● **灸治療法**

　病変の範囲が小さい場合に適応する。

　病変部に灸を行う。1日1回，7日を1クールとする。

● **吸玉療法**

　四肢部に吸玉療法ないし走罐（スライドカッピング）法を用いて施術する。1日1回，5日を1クールとする。

3）注意事項
● 刺激物や辛いもの，脂っこいものを避ける。
● 過労しないよう安静にする。
● 安定期は適度に運動する。
● 局部を保温する。

8 角化症

　角化症は表皮の角質細胞の角化過程の異常によって発生する疾患である。角質肥厚・不全角化・異常角化など，さまざまな病態がみられる。臨床上では，遺伝性角化症・炎症性角化症など，角質肥厚を呈する疾患はさまざまあるが，ここでは炎症性角化症のみを論じる。

　炎症性角化症の症状として，落屑性紅斑・鱗屑を伴う紅色丘疹・紅色局面・紅色で扁平な隆起する丘疹・斑丘疹などがよくみられる。時に発疹は肥厚し，広い地図状となって厚い鱗屑が付着する。症状が繰り返し再発し，慢性の過程を呈する。

1 乾癬（中医病名：白疕）

　体表的な慢性炎症性角化症である。

1）症状の特徴
（1）尋常性乾癬
● 境界が鮮明な紅色局面または紅色丘疹で，銀白色の厚い鱗屑が付着する。
● 下層は剝がれにくく，剝がすと点状の出血をみる（アウスピッツ現象・血露現象）。
● 肘・膝・頭・臀部に好発する。
● ケブネル現象（健常部の皮膚に摩擦・感染・紫外線などの刺激が加わった後，刺激部位に一致して原疾患と

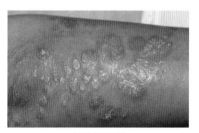

尋常性乾癬

同じ皮疹が生じる現象）およびアウスピッツ現象を認める。
●爪の肥厚・剝離・点状陥凹を伴う。
●被髪頭部に，部分的に薄い紅斑と鱗屑を有する。また，小さな帽針頭大の赤い丘疹が散在して生じることがある。時に束状髪がみられる。

(2) 滴状乾癬
●やや固着性の鱗屑を有する米粒大〜大豆大程度の大きさの紅斑が，全身に散在性に多発する乾癬病巣である。特に小児において，上気道感染に引き続いてみられることが多い。

(3) 膿疱性乾癬
●紅斑の上に無菌性の小膿疱を多発するのが特徴で，時に地図状・環状に配列する。
●膿疱はごく表在性で，すみやかに乾燥し，環状や不規則な形状の落屑から痂皮となる。発熱・全身倦怠などの全身症状を伴うことが多い。全身性のものは重度で，難治性である。

(4) 乾癬性紅皮症
●乾癬が汎発性となり，紅皮症となったもので，寛解する過程で典型的な乾癬の皮疹をみる。紅皮症となっても一部に乾癬の皮疹の特徴を具えており，健常な皮膚が残っていることが多い。

(5) 関節症性乾癬
●主として乾癬性紅皮症に合併して，指趾・手足・肘膝などの腫脹・疼痛があり，時にリウマチ様関節炎と鑑別しがたいことがあるが，リウマチ因子の検査は陰性のことが多い。
●皮疹としては滴状乾癬の症状以外に，他のタイプの症状がみられることがある。

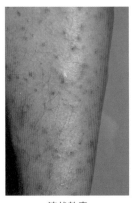 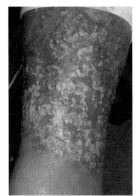 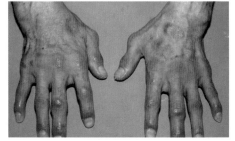

滴状乾癬　　　　　　　　膿疱型乾癬　　　　　　　　　関節症性乾癬

2）外用
(1) 外用剤の選択
●薬液湿布法
清熱解毒・涼血活血の生薬と処方が多く使われる。厚い鱗屑・局部および関節症性乾癬の場合は，益気補血・活血通絡の生薬もよく配合される。

　急性進行期は，紫草5ｇ，地楡20ｇ，当帰15ｇ，黄柏10ｇ，紅花5ｇを水で煎じたもので，患部に湿布する。1日2回，1回20分。もしくは馬歯莧・玄参・黄柏・牡丹皮・苦参・地楡・紫草各15ｇを，水2,000mlで煎じて1,500mlとし，室温まで冷ました後，患部に15〜20分程度湿布する。1日2〜3回。

　復方馬歯莧洗方（『趙炳南臨床経験集』），黄芩湯（『太平聖恵方』），解毒洗薬（『実用中医外科学』），外用消毒薬（『御薬院方』），清熱止痒散（雲南中医院経験方），甘草芍薬湯（『普済方』），苦参湿敷法（『中医皮膚病学簡編』）が使える。

　静止期・厚い鱗屑・局面には，上記処方に桂枝・鶏血藤・蒼朮・当帰など温経通絡の生薬を加えて湿布することができる。淋洗当帰湯（『太平聖恵方』），大黄湯（『聖済総録』），紫草洗方（『趙炳南臨床経験集』）なども使える。

● 薬浴法

　進行期の場合は，黄芩湯（『太平聖恵方』），苦参湯（『瘍科心得集』），解毒洗薬（『実用中医外科学』），馬蛇湯（『中医外科臨証集要』），復方馬歯莧洗方（『趙炳南臨床経験集』）などの処方を用いる。

　静止期には，紫草洗方（『趙炳南臨床経験集』），潤膚止痒散加化瘀止痛散（雲南中医医院経験方），淋洗当帰湯（『太平聖恵方』），大黄湯（『聖済総録』）などの処方を用いる。

● 油剤・軟膏塗布法

　紫草油（『中医皮膚病診療学』），紫楡油膏（『中医外科臨証集要』），黄連膏（『経験良方匯抄』），紫連膏（経験方），青黛膏（経験方）などを用いて患部に塗布する。1日2回。

　静止期の場合は，黄連膏（『中医外科証治経験』），紫連膏（経験方），紫連膏（『中医皮膚病診療学』），潤膚軟膏（『潘春林医案』）などを用いて患部に塗布する。

　上記の処方は頑固な局面にはODT療法を行うことができる。

(2) その他の療法

● 鍼灸療法

　紅斑が強い血熱型の場合は，大椎・曲池・合谷・曲沢・血海などを選び，留鍼20〜30分，1日1回，7日を1クールとする。

● 瀉血療法

　血熱型に適応する。耳尖の瀉血療法を施術する（2〜5ml）。2日に1回，3回を1クールとする。

● 吸玉療法

　肥厚する局面部位や膀胱経に，吸玉療法あるいは走罐（スライドカッピング）法を用いて施術する。1日1回，7日を1クールとする。

● 刮痧療法

　静止期に適応する。体幹部の膀胱経に沿って施術する。2日に1回。5回を1クールとする。

3）注意事項

● 刺激物や辛いもの，脂っこいものを避ける。
● 皮膚を刺激しないようにする。
● 過労しないよう安静にする。

- ●ストレスをできる限り避ける。
- ●カゼ予防の対策を講じる。

2　ジベルばら色粃糠疹（中医病名：風熱瘡・血疳・風癬）

原因不明の急性・限局性・炎症性の皮膚疾患である。

1）症状の特徴

- ●初期の発疹は2／3にみられる。初発疹は主として体幹部にみられ，直径1～3cmの卵円形，辺縁部に落屑を有する淡紅色の紅斑性局面で，辺縁は色調が濃く中心部は黄色調を帯びる。
- ●発疹の出現1～2週間後に，体幹部・四肢に鱗屑を有する爪甲大までの卵円形あるいは円形の紅斑が多発する。これらの皮疹はおおよそ皮膚の割線方向に長軸が一致する。
- ●自覚症状はないか，軽度の瘙痒がある。稀に強い瘙痒のある小水疱が多発することがある。
- ●青壮年に多いが，各年齢層でもみられる。
- ●一部の患者には感染・アレルギー反応歴がある。
- ●春季・秋季に多発する。
- ●自然に治癒する傾向がある。通常で3～6週間で治癒する。一般的に再発しない。稀に再発を繰り返し，病程が半年以上に及ぶことがある。
- ●胸部・背部・腹部（時に側胸部）に好発し，顔面や下腿にはあまりみられない。

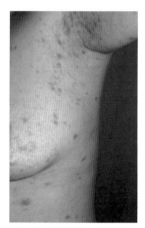

皮膚の割線方向に長軸が
一致する楕円紅斑・鱗屑

2）外用
（1）外用剤の選択
- ●薬液湿布法

清熱解毒・涼血止血の生薬と処方が多く使われる。

馬歯莧・玄参・黄柏・苦参・地楡・紫草各15gを水2,000mlで1,500mlになるまで煎じ，室温まで冷ました後，患部に15～20分程度湿布する。1日2～3回。

黄芩湯（『太平聖恵方』），外用消毒薬（『御薬院方』），清熱止痒散（雲南中医院経験方），甘草湯（『太平聖恵方』），苦参湯（『瘍科心得集』），止痒洗剤Ⅲ号（『中医外科外治法』）を用いて患部に湿布する。

- ●薬浴法

広範囲の発疹の場合は，苦参湯（『瘍科心得集』），金黄散（『外科精要』），馬蛇湯（『中医外科臨証集要』），復方馬歯莧洗方（『趙炳南臨床経験集』），解毒洗薬（『実用中医外科学』）などの処方を用いる。

- ●油剤・軟膏塗布法

紫草油（『中医皮膚病診療学』），紫楡油膏（『中医外科臨証集要』），黄連膏（『経験良方匯抄』），紫連膏（経験方），青黛膏（経験方）などを用いて患部に塗布する。1日2回。

（2）その他の療法

●鍼灸療法

紅斑が強い血熱型の場合は，大椎・曲池・風池・血海などのツボを選び，瀉の手技で，留鍼15分，1日1回。

●瀉血療法

血熱型に適応する。耳尖の瀉血療法を施術する（2〜5ml）。2日に1回，3回を1クールとする。

●吸玉療法

背部・膀胱経の走行部に沿って吸玉療法あるいは走罐（スライドカッピング）法を用いて施術する。1日1回，5日を1クールとする。

●刮痧療法

静止期に適応する。体幹部の膀胱経に沿って施術する。3日に1回。5回を1クールとする。

3）注意事項

- ●刺激物，辛いものや脂っこいものを避ける。
- ●過労しないようにする。
- ●皮膚を保護し，二次感染を防ぐ。

3 扁平苔蘚（中医病名：烏癩風）

原因不明な皮膚と粘膜に発症する慢性再発性炎症性疾患である。

1）症状の特徴

- ●紫赤色で，エンドウ豆大までの扁平に隆起する多角形・瘙痒性の丘疹が特徴である。皮疹を詳細に観察すると，表面に角質膜があり，灰白色の Wickham 線条がみられる。
- ●皮疹が増加すると互いに融合し苔癬状局面となる。
- ●口腔粘膜部には網状に配列する浸潤性白斑線状としてみられることがある。
- ●ケブネル現象を認める。
- ●成人によくみられる。
- ●皮疹は全身に発生するが，四肢関節屈曲側に好発する。同時によく粘膜にも発病し，口腔や外陰部によくみられる。
- ●ときどき瘙痒を伴う。
- ●慢性の経過を辿る。
- ●よく精神障害・感染症・免疫異常・薬物過敏・内分泌異常を伴うなどの病歴を持つ。

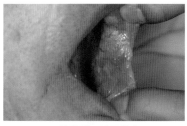

口腔粘膜の扁平苔癬

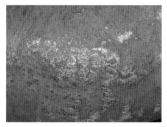

皮膚の扁平苔癬

2）外用治療

(1) 外用剤の選択

●薬液湿布法

涼血活血・軟堅散結の生薬と処方が多く使われる。

紅斑が目立つ場合は，紫草10ｇ，丹参15ｇ，当帰15ｇ，黄柏10ｇ，鶏血藤10ｇを，水2,000ml で1,500mlになるまで煎じ，室温まで冷ました後，患部に15～20分程度湿布する。1日2～3回。

紫草洗方（『趙炳南臨床経験集』），黄芩湯（『太平聖恵方』），清熱止痒散＋化瘀止痛散（雲南中医院経験方），甘草湯（『太平聖恵方』），洗毒湯（『外科精義』），溻腫湯（『外科精義』）などが使える。

厚い局面には，上記処方に桃仁・鶏血藤・三棱・莪朮・当帰など温経通絡の生薬を加えて湿布することができる。淋洗当帰湯（『太平聖恵方』）なども使える。

●中薬塗布法

金黄散（『外科精要』），三黄二香散（『中医外科外治法』），紫色消腫粉（『趙炳南臨床経験集』），青黛散（『中医外科講義』），寸金散（『瘍医大全』）などを，水やオイルを用いてシャーベット状にし，患部に塗布する。1日1～2回。

●薬浴法

紅斑が強い場合は，黄芩湯（『太平聖恵方』），苦参湯（『瘍科心得集』），解毒洗薬（『実用中医外科学』），馬歯湯（『中医外科臨証集要』），復方馬歯莧洗方（『趙炳南臨床経験集』）などの処方を用いる。肥厚する局面の場合は紫草洗方（『趙炳南臨床経験集』），潤膚止痒散加化瘀止痛散（雲南中医医院経験方），淋洗当帰湯（『太平聖恵方』）など処方を用いる。

●油剤・軟膏塗布法

紫草油（『瘡瘍大全』），紫帰油（『外科証治全書』），紫連膏（経験方），黄連膏（『中医外科証治経験』），紫連膏（経験方），潤膚軟膏（『潘春林医案』），湿毒膏（『朱仁康臨床経験集』）などを用いて患部に塗布する。1日2回。

肥厚する頑固な局面にはOTD療法も行うことができる。

(2) その他の療法

●鍼灸療法

紅斑が強い血熱型の場合は，大椎・曲池・合谷・曲沢・血海などを選び，留鍼20～30分，1日1回，10日を1クールとする。

また，肝兪・肺兪・阿是穴などを選び，経絡の走行を参照し施術する。1日1回，10日を1クールとする。

●吸玉療法

肥厚する局面部位に吸玉療法または走罐（スライドカッピング）法を用いて施術する。1日1回，7日を1クールとする。

3）注意事項

- ストレスを避け，過労しないようにする。
- 刺激物，辛いものや脂っこいものを避ける。
- 皮膚を保護し，皮膚への刺激を避ける。

9　色素異常症

　臨床上，色素増加のほとんどは，淡褐色から濃褐色の斑が顔面などの露光部に発生する。大半の色素斑には炎症は少なく，痒みなどの自覚症状もない。炎症によって色素が増える場合は初発時に紅斑・鱗屑を伴うことがある。

　全身性疾患に伴う色素増加の場合は，倦怠・消化器症状・冷えなどの全身症状がみられることが多い。

　脱色素疾患の多くは白斑が認められるが，露出部位に限らない。大半は無症状であるが，炎症後に白斑がみられることもある。

　色素異常症の中の遺伝的疾患を除いて，自己免疫の要素が関与するケースもあり，生涯にわたって存在し変化もあまりないものがある。

　色素増加症には，主に肝斑・老人性色素斑などがある。色素脱失症には，主に尋常性白斑・黒斑白皮症などがある。

1　肝斑（中医病名：黧黒斑・面塵）

　「しみ」と呼ばれ，顔面に生じる左右対称の炎症症状を欠く，淡褐色の色素斑。

1）症状の特徴
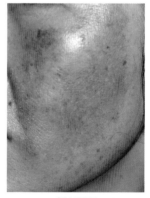

●成年女性に多いが，稀に男性にもみられる。

●顔面，特に前額・頬・鼻背・眼囲・口囲に，左右対称にみられる境界鮮明な淡褐色または暗褐色の色素斑で，大小不揃い・不正形，または蝶型の形が認められる。紫外線による色が濃くなる。

●炎症症状はなく，自覚症状もない。

●夏季に増悪し，冬季に軽減する。

●病程が長い。

顔の肝斑

2）外用治療
（1）外用剤の選択
●中薬洗顔方

　玉肌散（『外科大成』），七白散（『永類鈐方』）などを用いて洗顔する。その後には保湿剤でスキンケアをする。

●中薬美白パック

　中医学エステを行い，その後，白蘞・白朮・白附子・白芷・白芍薬・白彊蚕各等分を粉にして，1回15g程度を，水を用いて混合し顔にパックする。その後には保湿剤でスキンケアをする。

　美白パックの処方にはさまざまなものがあり，一例をあげると以下のようなものがある。

　甘松・山奈・白彊蚕各15g，白附子・緑豆・天花粉各20g，防風・白蘞・藁本各9g，白

芷 30 g を微粉末にして，水で混合しパックを作る。 1 回分は 10 〜 15 g 程度。

玉容散（『種福堂公選良方』），八白散（『衛生宝鑑』）などを用いて顔面にパックする。その後には保湿剤でスキンケアする。

● 中薬蒸気

玉肌散（『外科大成』），七白散（『永類鈐方』），玉容散（『種福堂公選良方』），八白散（『衛生宝鑑』）などの処方を煎じた蒸気を顔に当てる。 1 日 1 〜 2 回，その後には保湿剤でスキンケアをする。

● 油剤・軟膏塗布法

面油摩風膏（『蘭室秘蔵』）などを用いて顔に塗布する。

(2) その他の療法

● 耳穴治療法

耳穴の神門・内分泌・肝・脾・腎などの部位に圧迫ビーズで施術する。

● 吸玉療法

背部兪穴の肺兪・腎兪・肝兪などの部位に吸玉療法を行う。 1 日 1 回， 7 日を 1 クールとする。

3) 注意事項

● リラックスし，ストレスを避ける。

● 日焼けを避け，外出するときに遮光剤を使用するよう心がける。

● 睡眠時間を充分に取り，夜更かしをしない。

2 尋常性白斑（中医病名：白駁風）

色素脱失の皮膚疾患である。

1) 症状の特徴

● 大小不揃いな境界明瞭な限局性色素脱失斑。表面は滑らかで鱗屑はない。周辺部には逆に色素増強がしばしばみられる。

● 全身または左右対称に発症する汎発型と，皮膚の神経支配領域に一致して片側性に発症する分節型に分類される。

● 全身に発症することがあり，手背・前腕・顔・頸部によくみられる。

● 自覚症状はない。

● 一部の患者は，糖尿病・貧血・アトピー性皮膚炎などの疾患を患っていることがある。

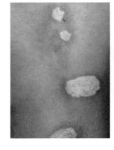 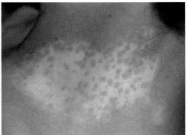

尋常性白斑

2) 外用

(1) 外用剤の選択

● 薬液湿布法

補骨脂 15 g，当帰 10 g，白芷 10 g，丹参 10 g，馬歯莧 15 g，烏梅 10 g を，75％アルコー

ル200mlに1週間程度漬けておいてから患部に塗布する。1日2～3回。

補骨脂チンキ（『中医皮膚病学簡編』）を患部に塗布し，10～15分程度日焼けさせる。その後には保湿剤でスキンケアをする。

● 中薬スチームおよび温湿布

上記処方の生薬を煎じた蒸気を患部に当てる。あるいは煎じた薬液を患部に温湿布する。その後には保湿剤でスキンケアをする。1日1回，1回10分，10日を1クールとする。

（2）その他の療法

● 鍼灸治療

弁証にもとづき曲池・陽陵泉・風池・三陰交・血海・合谷・肝兪・腎兪などを選んで施術する。また，阿是穴に火鍼療法を併用することが多い。あるいは患部を梅花鍼で叩いてから，上記のチンキ剤を塗布する。

● 耳穴治療法

情緒不安がある場合は，耳穴の神門・内分泌・肝・脾・腎などの部位に圧迫ビーズで施術する。

● 吸玉療法

阿是穴を中心に吸玉療法を行う。1日1回，10日を1クールとする。同時に瀉血療法と併用もできる。

3）注意事項

● リラックスし，ストレスを避ける。
● 治療に合わせて日焼けを行う。
● 睡眠時間を充分に取り，夜更かしをしない。

10 付属器疾患

付属器疾患は，毛器官・汗腺・脂腺・爪などの部位に発生する。毛髪の異常や腫瘍などの病変もみられるが，ここでは汗腺・脂腺の炎症性疾患と脱毛を取り上げる。一般的に「ニキビ」と呼ばれている。

1 痤瘡（ざそう）（中医病名：肺風粉刺・面皰）

脂腺性毛包に発生する慢性炎症性変化を示す皮膚病。臨床上，毛孔に一致した面皰（コメド）・丘疹・膿疱などがみられる。局部の脂漏を伴うことが多い。

1）症状の特徴

● 顔面・胸・背に好発する。
● 若い男女が多いが，中年の男女にもみられる。

※一般にニキビは10代の若者によくみられるが，若い頃は乾燥肌だったのに，30代になっ

てからニキビに悩む人もいる。この成人期に発症し，皮疹が繰り返し出る場合は成人型ニキビとも呼ばれている（いわゆる大人のニキビ）。成人型ニキビは，顔の下部に発生しやすい。首・顎・頬・フェースラインのほか，胸・背中などにもできやすい。女性の場合は月経期に悪化する。月経不順・月経痛を伴うことが多い。

●初期には毛包に一致する白または黒い点がみえる丘疹が認められ，丘疹を圧迫すると黄白色の角質類のものが出る。それは，毛漏斗の過角化で毛孔に詰まった角栓によるもので，閉鎖性面皰では白いコメド，開放性面皰では黒いコメドが認められる。続いて紅色丘疹・膿疱となり，さらに結節・嚢腫・膿腫になっていく。

●皮膚の損害が深ければ，凹んだり隆起したりする瘢痕がみられることもある。なお，再発があるため，各種の皮疹が混在することが多い。また，脂漏を伴うこともしばしばみられる。回復後，一過性の色素沈着がみられる。

●触ると痛みを感じる。

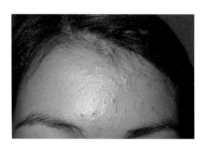
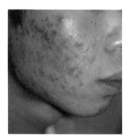

額の白色面皰　　　　　　　　　頬の赤い発疹

2）外用

(1) 外用剤の選択

●薬液湿布法

清熱解毒の生薬と処方がよく選ばれる。

馬歯莧 10 g，黄柏 10 g，地楡 10 g，苦参 10 g を水で煎じたもので患部に湿布する。1日2～3回。7日を1クールとする。もしくは馬歯莧・蒲公英・竜胆草・苦参・白花蛇舌草・白芷・大黄各 10 g を水 2,000ml で煎じたもので洗顔する。

結節・嚢腫型には，金銀花・白花蛇舌草・三稜・莪朮・白芷・大黄各 10 g を水 2,000ml で煎じたもので洗顔する。

苦参湯（『太平聖恵方』），解毒洗薬（『実用中医外科学』），黄芩湯（『太平聖恵方』），黄連湯（『太平聖恵方』），外用消毒薬（『御薬院方』），甘草芍薬湯（『普済方』），復方馬歯莧洗方（『趙炳南臨床経験集』）なども使える。

●中薬パック

清熱解毒の生薬粉を，水を用いてシャーベット状にして病変の局部にパックする方法である。1日1回，1回30分，7日を1クールとする。

黄柏散（『実用中医外科学』），黄馬散（『太平聖恵方』），三黄二香散（『中医外科外治法』），三黄洗剤（『中医外科学』），青柏散（『中医皮膚病学簡編』），蛇床子散（『青嚢秘伝』），二白散（『趙炳南臨床経験集』），如意金黄散（『外科正宗』）なども使える。

●中薬スチーム

上記処方の生薬を水で煎じ，薬液の蒸気を顔に当てる。1日1回，1回20分，10回を1クー

ルとする。

　以上の治療後に保湿剤で顔の保湿を行う。

（2）その他の療法
●鍼灸療法
　膿疱が目立つ熱毒型の場合は，太陽・攢竹・曲池・合谷・四白・足三里などに鍼治療を行い，瀉の手技を施し，留鍼20〜30分，1日1回，10回を1クールとする。
　膿疱・嚢腫・結節が目立つ場合は，阿是穴に週1〜2回の火鍼治療を行う。
●耳穴治療
　耳穴の心・脾・神門・内分泌などの部位に王不留行の種などで貼り付ける。
●瀉血療法
　紅斑・膿疱が強い場合は，耳尖に瀉血（10〜15滴）を施す。1日1回，5日を1クールとする。
●吸玉療法
　背兪・肺兪などの部位に吸玉療法を施術する。1日1回，7日を1クールとする。

3）注意事項
- ●患部の皮膚を清潔する。
- ●病変部を刺激しない。
- ●暴飲暴食，辛いものや刺激の強い食べものを避ける。
- ●睡眠時間をきちんと取り，夜更かししない。
- ●ストレスをできるだけ避ける。

2　酒皶（中医病名：酒皶鼻・赤鼻）

　病因は不明であるが，鼻を中心にした紅斑・毛細血管拡張が主で，鼻瘤ができることもある慢性炎症疾患である。

1）症状の特徴
- ●3期に分けられる。第一度酒皶は紅斑性酒皶，第二度酒皶は酒皶性痤瘡，第三度酒皶は鼻瘤になる。
- ●初期には鼻を中心に毛細血管拡張・紅斑・丘疹がみられる。最初は一過性であるが，次第に持続性となる。しばしば脂漏を伴う。
- ●続いて，潮紅の上に米粒大の小丘疹，一部に小膿疱がみられるが，面皰はみない。
- ●晩期になると，顔の中心に

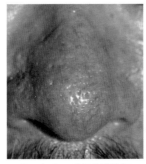
鼻の紅斑・毛細血管拡張

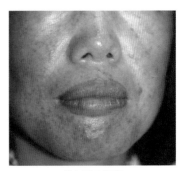
鼻と頬の紅斑

157

丘疹が密集して鼻の形が腫瘤状となる。表面に凹凸があり，毛細血管の拡張がよくみられる。
●症状が好発する部位は，鼻・額・両頬・顎で，「五点分布」と呼ばれる。
●一般に自覚症状はないが，刺激（温度・アルコール飲料など）で紅斑が目立つようになる。

2）外用とスキンケア
(1) 外用剤の選択
●薬液湿布法

紅斑が目立つ場合は，清熱涼血解毒の生薬と処方がよく選ばれる。鼻贅が認められれば活血化瘀薬を配合する。

馬歯莧 10 g，黄柏 10 g，地楡 10 g，苦参 10 g を水で煎じたものを患部に湿布する。1日2～3回。7日を1クールとする。もしくは馬歯莧・蒲公英・竜胆草・苦参・白花蛇舌草・白芷・大黄各 10 g を水 2,000ml で煎じたもので洗顔する。

結節・嚢腫型には，金銀花・白花蛇舌草・三稜・莪朮・白芷・大黄各 10 g を水 2,000ml で煎じたもので洗顔する。

苦参湯（『太平聖恵方』），解毒洗薬（『実用中医外科学』），黄芩湯（『太平聖恵方』），黄連湯（『太平聖恵方』），外用消毒薬（『御薬院方』），甘草芍薬湯（『普済方』），復方馬歯莧洗方（『趙炳南臨床経験集』）なども使える。

●中薬パック

清熱解毒の生薬粉を，水を用いてシャーベット状にして病変局部にパックする方法である。1日1回，1回30分，7日を1クールとする。

顛倒散（『医宗金鑑』），二白散（『趙炳南臨床経験集』），黄柏散（『普済方』），黄馬散（『太平聖恵方』），三黄洗剤（『中医外科学』），青柏散（『中医皮膚病学簡編』），蛇床子散（『青嚢秘伝』）なども使える。

以上の治療後に保湿剤で顔の保湿を行う。

(2) その他の療法
●鍼灸療法

列欠・迎香・曲池・合谷・四白・印堂などに鍼治療を行い，瀉の手技で，留鍼 20 ～ 30 分，1日1回，10回を1クールとする。

●耳穴治療

耳穴の鼻・脾・内分泌・大腸・肺などの部位に王不留行の種などを貼り付ける。

●瀉血療法

紅斑が強い場合は，耳尖の瀉血（10 ～ 15 滴）を施す。2日に1回，5回を1クールとする。

●吸玉療法

背兪・肺兪などの部位に吸玉療法を施術する。1日1回，7日を1クールとする。

3）注意事項
●患部の皮膚を清潔する。
●病変部を刺激しない。

- 暴飲暴食，辛いものや刺激の強い食べものを避ける。
- 睡眠時間をきちんと取り，夜更かししない。
- ストレスをできるだけ避ける。

3　円形脱毛症（中医病名：油風・斑禿）

突然，頭の局部に斑状脱毛が認められる疾患である。

1）症状の特徴
- 突発的に発症し，円形・楕円形または不規則な脱毛がみられる。
- 数は不定で，境界がはっきりしている。
- 毛髪は折れず，脱毛区域の皮膚に紅斑・鱗屑などはみられない。拡大・融合しやすく，眉毛・ひげなども侵される。
- 自覚症状はない。
- 青年によくみられる。
- 慢性の経過をとる。進行は緩やかで，数カ月〜数年にわたる。よく自然に回復するが，再発しやすい。繰り返し脱毛すると，毛髪の再生は困難となり，全頭脱毛症，汎発性脱毛症などになることがある。
- 病程には，進行期・静止期・回復期がある。
- 進行期には脱毛部辺縁の毛髪が抜けやすく，軽く引っ張ると抜ける毛が多い。また，抜けた毛の形は感嘆符に似て毛根の付近が萎縮しており，感嘆符毛と呼ばれている。
- 静止期は脱毛が停止し，範囲も拡大しない。多くの例では3〜4カ月後に回復期に入る。
- 回復期は新しい毛が生え始める。最初は軟毛で，徐々に太く，黒くなり，最後に正常な毛髪に戻る。
- 円形脱毛を繰り返すうちに次第に拡大し，最終的に毛髪もしくは眉毛・ひげ・腋毛・陰毛もすべて抜けることになる。

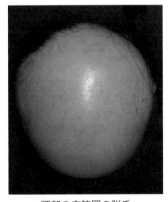

頭部の広範囲の脱毛

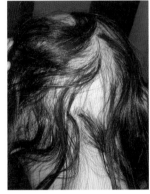

後頭部の脱毛

2）外用治療
（1）外用剤の選択
- 薬液塗布法

生姜片を用いて脱毛部に熱感がでるまで軽くマッサージする。1日2回。

補骨脂10g，当帰10g，人参10g，丹参10g，苦参10g，当薬15g，紅花6gを，75％アルコール200mlに1週間程度漬けておいてから，患部に塗布する。1日2〜3回。塗布後に患部をマッサージする。

丹参・生姜・唐辛子・苦参・当薬・側柏葉・黄柏各8g を，75%アルコール 200ml に1週間漬けておいてから，患部に塗布する。1日2～3回。塗布後に患部をマッサージする。

補骨脂 20g，旱蓮草 10g，紅花5g，山椒 10g，乾姜 10g，側柏葉 10g を，70%アルコール 200ml に1週間漬けておいてから，患部に塗布する。1日3～5回。1カ月1クール，5～7日の間隔をおいて次の治療を続けることができる。

生髪チンキ（『張作舟経験方』）を患部に塗布する。1日2回。塗布後に患部をマッサージする。

透骨草方（『趙炳南臨床経験集』），透骨草水洗剤（『趙炳南臨床経験集』），白芷洗剤（『中医皮膚病診療学』）などで患部に薬浴をする。

(2) その他の療法

●鍼灸治療

弁証にもとづき，百会・頭維・上星・太陽・風池・魚腰・三血海・合谷・肝兪・腎兪などを選んで施術する。また，阿是穴に火鍼療法を併用することが多い。また患部を梅花鍼で叩いてから，上記のチンキ剤を塗布する。

●耳穴治療法

耳穴の神門・内分泌・心・肝・脾・腎などの部位に圧迫ビーズで施術する。

●灸療法

患部を中心に灸を施術する。また，足三里・腎兪・脾兪などにも施術する。1日1回，10日を1クールとする。

3）注意事項

●リラックスし，ストレスを避ける。

●バランスよく栄養をとる。

●睡眠時間を充分に取り，夜更かしをしない。

●過労しない。

11 ウイルス感染症

ウイルス感染によって皮膚に発生する疾患として，小水疱を生じるもの，結節・腫瘍になるもの，急性発疹になるものに分けられる。

小水疱になる場合は，紅斑に集簇した小水疱が認められる。小水疱の中央に凹みがみられることもある。ビリビリする違和感あるいは痛みを伴うことが多い。

結節・腫瘤になる場合は，ウイルスの種類によって丘疹が出現し，次第に増大して表面が粗糙で疣状になる。単発あるいは多発する。

急性発疹の場合は，紅斑性・丘疹性の発疹が突然出現し，全身に拡がることがある。発熱など全身症状を伴うことが多い。

ウイルス感染症には，単純疱疹・帯状疱疹・ジベルバラ色粃糠疹・尋常性疣贅・扁平疣贅などがある。

1 単純疱疹（中医病名：熱瘡・火燎瘡）

紅暈を伴った小水疱が集簇的に発生するウイルス性皮膚疾患である。

1）症状の特徴

- 典型的な発疹は紅斑の上にみられ，集簇性の米粒大〜緑豆大の小水疱である。水疱は周囲を紅暈に囲まれ，透明な内容液があり，破れると糜爛・痂皮がみられる。唇周囲と目の周り，鼻孔部などに好発するタイプと，外陰部や臀部に好発するタイプが認められる。

（1）口唇疱疹

- 紅暈を伴った小水疱が，口唇または口囲に集簇して発生し，まもなく糜爛・痂皮となり，約1週間で治癒する。発疹時に違和感やピリピリした感じを伴うことがある。しばしば再発する。

（2）外陰部疱疹

- 成人の包皮・冠状溝・陰唇などに小水疱を生じ，再発疹は外陰部に限らず，臀部や大腿にも生じる。病程は1〜2週間程度で収束する。同一部位に再発することがしばしばある。

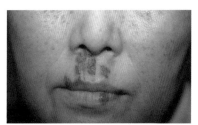

鼻下の集簇性小水疱

2）外用

（1）外用剤の選択

- **薬液湿布法**

清熱解毒の生薬と処方が多く選ばれる。1日2〜3回。3日を1クールとする。

馬歯莧10g，蒲公英10g，板藍根10g，苦参10g，大青葉10gを水で煎じたもので，患部に湿布する。

苦参湯（『瘍科心得集』），香木洗剤（『中医皮膚病学簡編』），黄連湯（『太平聖恵方』），外用消毒薬（『御薬院方』），甘草芍薬湯（『普済方』），復方馬歯莧洗方（『趙炳南臨床経験集』），解毒洗薬（『実用中医外科学』），止痒洗剤Ⅲ号（『中医外科外治法』）なども使える。

- **中薬懸濁液塗布法**

清熱解毒の生薬粉を，液体（水あるいはオイル）を用いてシャーベット状にして病変の局部に塗布する方法である。1日2回，7日を1クールとする。

黄馬散（『太平聖恵方』），三黄洗剤（『中医外科学』），黄柏散（『普済方』），祛湿散（『趙炳南臨床経験集』），敷薬解毒散（『聖済総録』），二黄散（『聖済総録』），二黄散（『癰疽神験秘方』）などが使える。

- **油剤・軟膏塗布法**

水疱が破れて痂皮が多い場合は，紫草油（『中医皮膚病診療学』），地楡紫草油（経験方），紫藤潰瘍油（経験方），黄連膏（『経験良方匯抄』），紫雲膏（華岡青洲経験方），藍根膏（『聖済総録』），芙蓉膏（『中医外科証治経験』）などを塗布する。

(2) その他の療法

●耳穴治療

　耳穴の肺・神門などの部位に王不留行の種などを貼り付ける。

3) 注意事項

●患部の皮膚を清潔する。

●感染症を防止する。

●皮膚を刺激しない。

●辛いものや刺激の強い食べものを避ける。

●過労しないようにする。

2 帯状疱疹（中医病名：蛇串瘡・蛇丹・纏腰火丹）

　水痘・帯状発疹ウイルスによる皮膚病である。神経の走行に沿って神経痛・発疹が認められる。

1) 症状の特徴

●50代以上の高齢者に多発する傾向がある。

●発症部位は，胸脇・腰・顔面・臀部が多く，その次に肋間神経領域，次いで頸部・三叉神経領域・腰部に好発する。

●発症する前に，片側局部の一定の神経支配領域に感覚過敏または神経痛が現れ，2～3日後に同部に一致して浮腫性紅斑が発生する。紅斑部に小水疱が集簇性に現れ，皮膚の感覚神経分布区域に一致して片側性の帯状に配列する。皮膚の痛みが目立ち，高齢者ほど痛みが強く感じられる。一般的に正中線を越えない。

●初期の水疱液は透明で，一部の水疱に臍様の凹みが認められる。水疱は1週間程度で混濁・結痂し，その後，色素沈着となり，3～4週で治癒する。ひどい場合は一部が膿疱化したり，出血性のものがみられ，融合して壊疽性となり，瘢痕が残る。発疹が消失した後も神経痛が残ることが多い。痛みが激しい場合は高度の不眠を訴えるケースがある。

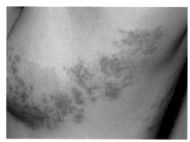

帯状疱疹（胸）

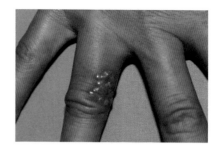

帯状疱疹（指）

2) 外用

(1) 外用剤の選択

●薬液湿布法

　清熱解毒・活血止痛の生薬と処方が多く選ばれる。1日2～3回。3日を1クールとする。

　紫根 10 g，苦参 10 g，板藍根 15 g，馬歯莧 15 g，大青葉 15 g，蒲公英 10 g を，水で煎じたものを患部に湿布する。初期水疱がみられるときに適応する。

　大黄・黄柏・黄芩・苦参・地楡・五倍子各等分を，水で煎じたものを患部に湿布する。水疱が破れ，滲出がみられるときに適応する。

　鬱金・鶏血藤・赤芍薬・大黄・乳香・没薬各等分を，水で煎じたものを患部に湿布する。神経痛が持続しているときに適応する。

　苦参湯（『瘍科心得集』），燥湿洗剤（『実用中医外科学』），馬歯莧洗剤（『中医皮膚病学簡編』），外用消毒薬（『御薬院方』），甘草芍薬湯（『普済方』），復方馬歯莧洗方（『趙炳南臨床経験集』），解毒洗薬（『実用中医外科学』），止痒洗剤Ⅲ号（『中医外科外治法』），化瘀止痛散加清熱止痒散（雲南中医医院経験方）なども使える。

●中薬懸濁液塗布法
　清熱解毒・活血止痛の生薬粉を，液体（水あるいはオイル）を用いてシャーベット状にして病変の局部に塗布する方法である。1 日 2 回，7 日を 1 クールとする。
　黄馬散（『太平聖恵方』），黄柏散（『普済方』），黄香餅（『聖済総録』），金黄散（『外科精要』），三黄二香散（『中医外科外治法』），青柏散（『中医皮膚病学簡編』）などが使える。

●油剤・軟膏塗布法
　水疱が破れて痂皮が多い場合は，紫草油（『瘡瘍大全』），地楡紫草油（経験方），復方紫草油（経験方），紫藤潰瘍油（経験方），藍根膏（『聖済総録』），黄連神膏（『寿世新編』）などを患部に塗布する。1 日 2 回。
　慢性的な痛みがあり，まだ皮膚に発疹が認められる場合は，四黄膏（『中医外科学』），青軍膏（『臨診一得録』）など。慢性的な痛みのみの場合は黄耆膏（経験方・『普済方』巻二九二），紅花生肌膏（『血栓閉塞性脈管炎防治ガイドライン』），消腫止痛薬膏（『中医外科学講義』），消腫止痛膏（『中医外傷科学』），生肌膏（『劉涓子鬼遺方』）などを塗布する。

(2) その他の療法
●鍼灸療法
　活血化瘀のツボがよく選ばれる。また，臓腑・経絡弁証にもとづいてツボを選んで施術する。また，発疹部位の阿是穴などのツボが多く選ばれる。留鍼 20 ～ 30 分，1 日 1 回，10 日を 1 クールとする。梅花鍼を用いて患部を叩くように刺し，その後，中薬軟膏を塗布する。1 日 1 回。
　痛みの部位に火鍼治療を行う。週 1 ～ 2 回，よく吸玉療法と併用する。

●瀉血療法
　熱盛の場合は，耳尖の瀉血を行うことができる。2 日に 1 回。

●灸治療法
　病変部に灸を行う。1 日 1 回，7 日を 1 クールとする。

●吸玉療法
　阿是穴・大椎・至陽などに吸玉療法を用いて施術する。1 日 1 回，10 日を 1 クールとする。

3）注意事項
●患部の皮膚を清潔にする。

- ●感染症を防止する。
- ●皮膚を刺激しない。
- ●辛いものや刺激の強い食べものを避ける。
- ●過労しないようにする。

3 疣贅

ヒト乳頭ウイルスによる皮膚疾患で，扁平疣贅・尋常性疣贅などがある。

1）症状の特徴
(1) 扁平疣贅（中医病名：扁瘊）
- ●半米粒大で表面が平滑な丘疹で，正常皮膚色から淡褐色，円形から多形性の発疹である。発疹はやや硬い。通常，多発し，しばしば線状配列（ケブネル現象による）がみられる。融合することもある。

(2) 尋常性疣贅（中医病名：疣目・千日疣）
- ●手背・指・足底に好発する。
- ●発疹は米粒大〜エンドウ豆大の丘疹で，表面は粗糙で疣状の硬い隆起，触ると硬い感じがする。色は皮膚色または灰褐色。単発または多発するが，親疣贅を中心に子疣贅が多発することがあり，融合することもある。病変部にしばしば出血点がみられる。顔面や頸部では，糸状・指束状の形がみられることがあり，糸状疣贅と呼ばれている。爪囲では融合して疣贅の局面をつくり，「甲周疣」と呼ばれる。

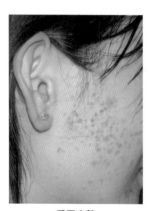 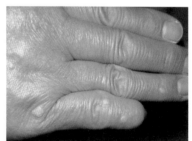

扁平疣贅　　　　　　　　　　　尋常性疣贅

2）外用
(1) 外用剤の選択
- ●薬液湿布法

清熱解毒・消腫散結の生薬と処方が多く選ばれる。1日2〜3回。3日を1クールとする。

蒼朮・紫根・細辛・大青葉・馬歯莧・貫衆各等分，もしくは板藍根・馬歯莧・木賊草・香附子・苦参各等分を，水で煎じたもので患部に湿布する。

敗醤草・木賊草・地膚子・炒香附各等分を水で煎じたものに，黒酢50mlを入れて患部に湿布する。1日2回，1回10〜15分。

三稜・莪朮・香附子・板藍根各30gを75%アルコールに漬けておき，1週間後，できあがったチンキ液を患部に塗布する。

香木水洗剤（『中医皮膚病診療学』），香木洗剤（『中医皮膚病学簡編』），馬歯莧洗剤（『中医皮膚病学簡編』），疣贅洗剤（『朱仁康臨床経験集』），解毒洗薬（『実用中医外科学』）なども使える。

●中薬懸濁液塗布法

清熱解毒・消腫散結の生薬粉を，液体（水あるいはオイル）を用いてシャーベット状にして病変の局部に塗布する方法である。1日2回，7日を1クールとする。

鴉胆子の実を砕いて，疣贅表面を少し削ってから塗布し，テープで貼って2日ごとに交換する。

黄馬散（『太平聖恵方』），黄柏散（『普済方』），金黄散（『外科精要』），三黄二香散（『中医外科外治法』），青柏散（『中医皮膚病学簡編』）などが使える。

●中薬パック

顔の扁平疣贅には上記処方の生薬粉を，水でシャーベット状にしてパック剤として顔にパックする。1日1回。

●油剤・軟膏塗布法

馬歯莧軟膏（『証治準縄』），藍根膏（『聖済総録』），紫藤潰瘍油（経験方），四黄膏（『中医外科学』），青軍膏（『臨診一得録』）などを患部に塗布する。1日2回。

(2) その他の療法
●鍼灸療法

発疹部位の阿是穴などのツボが多く選ばれる。

梅花鍼を用いて患部を叩き，その後，中薬を塗布する。1日1回。

火鍼治療を行う。週1〜2回。

●灸治療法

病変部に灸を行う。1日1回，7日を1クールとする。その後，中薬を塗布する。

3）注意事項
●周辺の感染するのを患部の皮膚でできるだけ触らず，刺激しないこと。
●辛いものや刺激の強い食べものを避ける。
●過労しないようにする。

12 真菌感染症

皮膚病の真菌感染症は皮膚・内臓に侵入し感染する。臨床上，皮膚・毛・爪に感染する浅在性真菌症と，真皮・内臓に感染する深在性真菌症に分けられる。感染経路は接触である。ここでは浅在性真菌症を論じる。

浅在性真菌症では湿潤性の発疹がよくみられる。水疱・糜爛型白癬，カンジダ症などがあり，

紅斑・水疱・糜爛などが主な症状となる。また，乾燥性の発疹では，紅斑・鱗屑性白癬，癜風，手足の角質増殖性白癬，爪白癬などがあり，鱗屑が伴う紅斑・角質の増殖・亀裂などが主な症状となる。

1 白癬

白癬は部位によってさまざまな名前が付く。たとえば，表在性白癬には頭部白癬・体部白癬・股部白癬・足白癬・手白癬・爪白癬などがある。

1）症状の特徴

(1) 頭部白癬（中医病名：丹癬・金銭癬・白禿瘡）

● 初発は白色の鱗屑で，次第に類円形の粃糠様落屑斑または著しい脱毛斑を認める。周辺に衛星病巣がみられることもある。毛髪は艶を失い，頭皮から 1〜2mm のところで切れたり脱毛したりする。毛幹を鞘状に取り囲む胞子集塊（胞子鞘）をみることがある。

● 数本〜10数本の毛髪が小斑状に侵されて脱毛斑を生じる。脱毛斑内には，黒い点が点々と認められる。

● 紅斑が著明で，毛嚢性膿疱・痂皮形成・瘙痒を伴う脱毛性紅斑など。

(2) 体幹部白癬（中医病名：丹癬・肥瘡）

● 紅色の漿液性丘疹あるいは紅斑を伴う小水疱で始まり，遠心性に増大する。中心治癒によってさまざまな境界鮮明な環状紅斑となる。辺縁は堤防状に隆起して小水疱もみることがある。また，二重，三重の同心円性の輪状疹をみることがある。経過とともに輪状疹の形が崩れ，融合によって連圏状あるいは不整地図状の大きな病変となる。

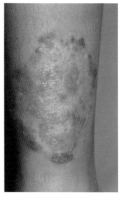

体幹部白癬

(3) 股部白癬（中医病名：腎嚢風・陰癬）

● 鼠径部・大腿内側・外陰部に生じた白癬のことで，おおむね両側にみられ，中心治癒および辺縁が堤防状隆起を示す境界明瞭な紅斑で，辺縁において丘疹・紅斑が顕著である。瘙痒がある。陳旧病変においては色素沈着が著しく，時に浸潤・苔癬化を伴う。

(4) 手・足白癬（中医病名：鵞掌風）

● 趾間から発症する趾間糜爛型は，趾間の皮膚の湿潤・紅斑・小水疱・落屑をみる。経過とともに角質が白くふやけた浸軟状態を呈し，剥離しやすい。激しい瘙痒がみられ，搔破によって糜爛を生じると疼痛が現れる。

● 水疱鱗屑型は，足底・足縁・手掌・指腹に紅斑を伴う小水疱が限局性・集簇性に生じ，瘙痒が著しい。乾くと環状鱗屑になる。または融合によって局面落屑がみられる。時に小指頭大までの水疱

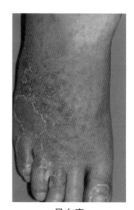

足白癬

や膿疱がみられ，疱膜が破れて糜爛を生じる。

- 角化型は，足底・手掌の瀰漫性紅斑・角質増殖・落屑からなり，落屑は粗大な皮溝に沿って顕著である。角質増殖が高度な場合，表面は粗慥，汚穢黄灰色を呈し，亀裂を生じる。本病型はほぼ全例に趾間と爪の白癬との合併がみられる。

(5) 爪白癬（中医病名：厚爪甲・爪癬）

- 爪甲の先端または側縁に限局性の白色混濁から始まり，爪根部に向かって拡大し，ついには爪甲全体に及ぶ。
- 爪甲の表面は凸凹して変形し，爪甲下・爪床上皮の角化によって爪は肥厚し，爪甲の先端が崩壊することがある。

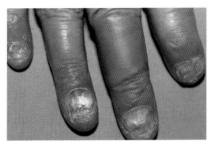
爪白癬

2）外用

(1) 外用剤の選択

清熱燥湿・芳香辟穢・殺虫止痒の生薬と処方が多く使われている。

- **薬液湿布法**

生薬と処方を2,000mlの水で1,500mlになるまで煎じ，室温まで冷ました後，患部に15〜20分程度湿布する。1日2〜3回。

たとえば，明礬・五倍子・地膚子・蛇床子・苦参各30g，川椒・黄柏・百部・白鮮皮各20g，艾葉・白鮮皮各10gを2,000mlの水で煎じたもので，湿布する。

アロエ洗剤（『中医皮膚病学簡編』），黄丁水洗剤（『中医皮膚病診療学』），藿香洗剤（『外傷科学』），清熱止痒散＋潤膚止痒散（雲南中医院経験方），苦参湯（『瘍科心得集』），椒艾湯（『楊氏家蔵方』），蒼膚水洗剤（『中医皮膚病診療学』），蒼膚洗剤（『趙炳南臨床経験集』），二礬湯（『外科正宗』）などが使える。

- **中薬塗布法**

百部・土槿皮各20g，蛇床子10gを60％アルコール500ccに漬けておき，1週間後にそれを患部に塗布する（糜爛面は避ける）。

土槿皮百部チンキ（経験方），黄連チンキ（『中医皮膚病学簡編』），苦参酒（『朱仁康臨床経験集』），香菊酒（『瘡瘍外用本草』）などを用いて患部に塗布する。1日2〜3回。

五香散（『外科正宗』），二妙散（『丹渓心法』），二美散（『外科証治全生集』），寸金散（『瘍医大全』）などを，水やオイルを用いてシャーベット状にし，患部に塗布する。1日1〜2回。

- **薬浴法**

薬液湿布法の処方や生薬を水で煎じたもので，患部を局部浴（洗髪・洗顔・足湯・坐浴・体幹部の局部浴など）を行う。その後，軟膏を塗布する。

趾間糜爛型・水疱型には三黄洗剤（『中医外科学』）を用いる。

大黄・苦参・紫草各15g，または黄芩・黄柏・馬歯莧各15gを500mlの水で煎じた液で，頭と髪の毛を洗う。

- **軟膏塗布法**

一搽膏（『普済方』），硫黄膏（『中医外科臨床手冊』），黄連膏（『経験良方匯抄』），疥霊丹（『仙

拈集』），華陀膏（経験方），五竜膏（『十便良方』）などを患部に塗布する。1日2回。

肥厚する頑固な局面にはOTD療法を行うこともできる。

（2）その他の療法

● 頭部白癬に対しては，病変部の髪の毛を抜く方法がある。

● 爪白癬は，よく洗って患部を清潔に保つこと。病的な爪を削り，軟膏を表面に塗布する。

3）注意事項

● ストレスを避け，過労しないようにする。

● 刺激物や辛いもの・脂っこいものを避ける。

● 周辺の感染するものに患部の皮膚ができるだけ触れないようにし，刺激しないこと。

● 周辺環境を清潔にし，消毒・滅菌を心がける。

2 カンジダ症（中医病名：鵝口瘡・雪口瘡）

カンジダ症には皮膚カンジダ症と粘膜カンジダ症がある。

1）症状の特徴

（1）皮膚カンジダ症

● 間擦疹型皮膚カンジダ症：間擦部に限局する境界鮮明，辺縁に鱗屑縁をめぐらす紅色から暗紅色の湿性の紅斑。周辺に小紅斑・水疱・膿疱からなる衛星病変の散在を伴う。発汗が著しいと白色浸軟を呈し，搔破や摩擦によって糜爛・亀裂を生じる。

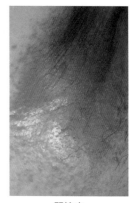

間擦疹

● カンジダ性指趾間糜爛症：指間に痒みを伴う紅斑性水疱が生じ，疱膜は白色浸軟・膨化し，破れて糜爛面となる。病変は指側面に沿って徐々に拡大するが，近位指関節を越えることはない。指環との接触部に一致して，手指にカンジダ症が生じることがある。

● カンジダ性爪囲・爪炎：爪の周囲皮膚，特に爪根部が発赤・腫脹を来し，圧迫すると軽度の疼痛がある。時に漿液性・膿性の分泌物をみることがある。爪根部の皮膚の慢性炎症によって爪甲は破壊され，横溝形成を来す。カンジダ菌は爪甲下・爪床上皮に侵入すると爪半月部あるいは爪側縁に白色～黄白色の混濁を生じる。病変は爪根部から先端部に向かって広がり，ついに爪甲全体が混濁・肥厚を呈するに至る。

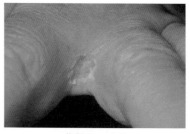

指間カンジダ

● 乳児寄生菌性紅斑：肛囲・臀部の皺・鼠径の皺壁に紅斑を伴う水疱・膿疱が生じ，容易に破れて小紅斑となり，融合して間擦部に限局する境界鮮明な紅斑となる。境界部に膜状あるいは葉状の鱗屑をめぐらす。周辺に

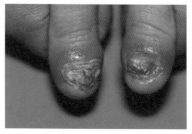

爪のカンジダ

衛星病変の散在をみる。連続性あるいは衛星病変との融合によって拡大し，下腹部・臀部に及ぶ。

（2）粘膜カンジダ症

- **口腔カンジダ症**：口腔内粘膜・舌などに，白色の膜様物（いわゆる白苔）が散在性・融合性に付着し，多少の炎症性潮紅を伴う。白苔は容易に剝がれる。固着性の厚い白苔を形成した場合に，白色角板症に類似した症状を呈し，剝離によって糜爛や出血をみる。

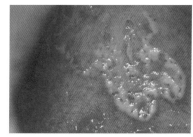

粘膜部カンジダ

- **外陰カンジダ症**：外陰部に湿性の紅斑と落屑を生じ，周辺部に衛星病変の散在を伴う。搔破によって浮腫性腫脹・糜爛をみることがある。また外陰部の白苔を形成することがある。

2）外用とスキンケア

（1）外用剤の選択

清熱燥湿・芳香辟穢・殺虫止痒の生薬と処方が多く使われている。使われる処方と生薬は白癬の項目に類似する。

- **薬液湿布・塗布法**

明礬・五倍子・地膚子・蛇床子・苦参各30g，川椒・黄柏・百部・白鮮皮各20g，艾葉・白鮮皮各10gを2,000mlの水で煎じたもので，湿布する。

アロエ洗剤（『中医皮膚病学簡編』），黄丁水洗剤（『中医皮膚病診療学』），藿香洗剤（『外傷科学』），清熱止痒散＋潤膚止痒散（雲南中医院経験方），苦参湯（『瘍科心得集』），椒艾湯（『楊氏家蔵方』），蒼膚水洗剤（『中医皮膚病診療学』），蒼膚洗剤（『趙炳南臨床経験集』），二礬湯（『外科正宗』）などが使える。

- **薬浴法**

薬液湿布法の処方および生薬を水で煎じたもので，患部に局部浴（手湯・足湯・坐浴・体幹部の局部浴など）を行う。その後，軟膏を塗布する。

趾間糜爛型・水疱型には三黄洗剤（『中医外科学』）を用いる。

粘膜部カンジダ症には，生寒水石・黄連各3g，青黛3g，硼砂0.1g，氷片0.5gを煎じたもので口を漱ぐ。もしくは金銀花10g，野菊花10g，甘草6gを煎じたもので口を漱ぐ。

陰部カンジダ症には，藿香・蛇床子・艾葉・大黄・丁香10gを煎じたもので坐浴する。

- **軟膏塗布法**

一搽膏（『普済方』），硫黄膏（『中医外科臨床手冊』），黄連膏（『経験良方匯抄』），疥霊丹（『仙拈集』），華陀膏（経験方），五竜膏（『十便良方』）などを患部に塗布する。1日2回。

口唇の発疹には紫帰油（『外科証治全書』），紫草油（『中医皮膚病診療学』）などが使える。

3）注意事項

- 皮膚の清潔と間擦部の乾燥を保つ。
- ストレスを避け，過労しないようにする。
- 刺激物や辛いもの・脂っこいものを避ける。

3 癜風（中医病名：紫白癜風・汗斑）

『医宗金鑑』外科心法に「この病気の俗名は汗斑で，紫と白の 2 種類がある」と記載されている。

1）症状の特徴

- 初発症状として，皮膚にエンドウ豆大〜ソラ豆大の鱗屑斑が認められ，淡紅色または淡褐色を呈し，やがて融合によって不整地図状の大きな病変となる。時にごく経度の潮紅を伴うことがある。表面に粃糠状鱗屑が付着し，搔くと鱗屑がさらに目立つ。大きな斑の周囲に細かい円形の発疹が配列することがある。
- 褐色斑を呈するものを黒色癜風と称する。斑が不完全な色素脱失で，白斑を呈するものは白色癜風と呼ぶ。
- 通常，自覚症状はないが，やや痒みを感じることがある。顕微鏡で真菌が認められる。

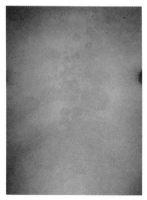

体幹の茶色円形斑

2）外用とスキンケア

使用する外用処方と生薬は白癬の項目に準ずる。

（1）外用剤の選択

清熱燥湿・芳香辟穢・殺虫止痒の生薬と処方が多く使われている。

- **薬液湿布法**

生薬と処方を 2,000ml の水で，1,500ml になるまで煎じ，室温まで冷ました後，患部に 15 〜 20 分程度湿布する。1 日 2 〜 3 回。

たとえば，明礬・五倍子・地膚子・蛇床子・苦参各 30 g，川椒・黄柏・百部・白鮮皮各 20 g，艾葉・白鮮皮各 10 g を，2,000ml の水で煎じて湿布する。

アロエ洗剤（『中医皮膚病学簡編』），黄丁水洗剤（『中医皮膚病診療学』），藿香洗剤（『外傷科学』），清熱止痒散＋潤膚止痒散（雲南中医院経験方），苦参湯（『瘍科心得集』），椒艾湯（『楊氏家蔵方』），蒼膚水洗剤（『中医皮膚病診療学』），蒼膚洗剤（『趙炳南臨床経験集』），二礬湯（『外科正宗』）などが使える。

- **中薬塗布法**

百部・土槿皮各 20 g，蛇床子 10 g を 60％アルコール 500 ccに漬けておき，1 週間後にそれを患部に塗布する（糜爛面を避ける）。

土槿皮百部チンキ（経験方），黄連チンキ（『中医皮膚病学簡編』），苦参酒（『朱仁康臨床経験集』），香菊酒（『瘡瘍外用本草』）などを患部に塗布する。1 日 2 〜 3 回。

五香散（『外科正宗』），二妙散（『丹渓心法』），二美散（『外科証治全生集』），寸金散（『瘍医大全』）などを，水やオイルを用いてシャーベット状にし，患部に塗布する。1 日 1 〜 2 回。

- **軟膏塗布法**

一搽膏（『普済方』），硫黄膏（『中医外科臨床手冊』），黄連膏（『経験良方匯抄』），疥霊丹（『仙拈集』），華陀膏（経験方），五竜膏（『十便良方』）などを患部に塗布する。1 日 2 回。

肥厚する頑固な局面には OTD 療法も行うことができる。

3）注意事項
- ●ストレスを避け，過労しないようにする。
- ●刺激物や辛いもの・脂っこいものを避ける。
- ●周辺の感染するものに患部の皮膚ができるだけ触れないようにし，刺激しないこと。
- ●周辺環境を清潔にし，消毒・滅菌を心がける。

13　細菌性皮膚感染症

　皮膚における細菌感染症のことを指す。皮膚に発生する炎症反応のため，紅斑・丘疹・膿疱・腫れ・局部の熱感・炎症による痛みなどの症状がみられる。全身性の感染症の場合は，発熱・頭痛などの症状も認められる。

1　毛包炎（中医病名：髪際瘡・須瘡・座板瘡）

　ブドウ球菌によって毛包に発生する化膿性炎症である。

1）症状の特徴
- ●散在性に，毛包と一致する米粒大の赤い丘疹がみられる。丘疹の中心部に毛髪が確認でき，次第に膿疱になる。突然に出現し，融合しない特徴がある。
- ●膿疱が破れて乾燥し，痂皮となって治っていく。
- ●通常は瘢痕も残らない。
- ●頭部に多く発症するが，他の有毛部にも発生する。
- ●慢性化し，繰り返すケースは慢性毛包炎と呼ぶ。

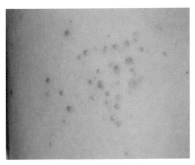
毛包に一致する丘疹

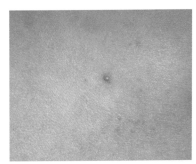
毛包に一致する小膿疱

2）外用とスキンケア
（1）外用剤の選択
- ●薬液湿布法

　清熱解毒の生薬と処方が多く選ばれる。1日2〜3回。5日を1クールとする。

　馬歯莧 15ｇ，大青葉 15ｇ，黄柏 15ｇを 1,000ml の水で煎じたもので，患部に湿布する。

紫根 10 g，苦参 10 g，板藍根 15 g，馬歯莧 15 g，大青葉 15 g，蒲公英 10 g を水で煎じたもので，患部に湿布する。

黄連湯（『太平聖恵方』），外用消毒薬（『御薬院方』），甘草芍薬湯（『普済方』），復方馬歯莧洗方（『趙炳南臨床経験集』），解毒洗薬（『実用中医外科学』），止痒洗剤Ⅲ号（『中医外科外治法』），清熱止痒散（雲南中医医院経験方），三黄洗剤（『中医外科学』）なども使える。

●中薬懸濁液塗布法

清熱解毒の生薬粉を，水を用いてシャーベット状にして病変局部に塗布する方法である。1日2回，7日を1クールとする。

黄馬散（『太平聖恵方』），黄柏散（『実用中医外科学』），黄香餅（『聖済総録』），金黄散（『外科精要』），三黄二香散（『中医外科外治法』），青柏散（『中医皮膚病学簡編』）などが使える。

●油剤・軟膏塗布法

紫草油（『瘡瘍大全』），復方紫草油（経験方），紅連軟膏（経験方），紫連膏（経験方），黄連膏（『経験良方匯抄』），四黄膏（『中医外科学』）などを患部に塗布する。1日2回。

繰り返す慢性膿疱炎の場合は，生肌膏（『劉涓子鬼遺方』），黄耆膏（経験方・『普済方』巻二九二），黄耆膏（『劉涓子鬼遺方』），消腫止痛膏（『中医外傷科学』），生肉膏（『外台秘要』），神効当帰膏（『校注婦人良方』）などを塗布する。

(2) その他の療法
●鍼灸療法

大椎・風池・天柱・完骨などに施術する。1日1回，7日を1クールとする。

●瀉血療法

熱盛の場合は耳尖の瀉血を行うことができる。2日に1回。

●灸治療法

慢性毛包炎には病変部に灸を行う。1日1回，7日を1クールとする。

3）注意事項
●患部の皮膚を清潔にする。
●皮膚を刺激しない。
●辛いもの・刺激の強い食べものを避ける。
●過労しないようにする。

2 伝染性膿痂疹（中医病名：黄水瘡）

黄色ブドウ球菌または化膿連鎖球菌により表皮に発生する疾患である。

1）症状の特徴
●小児に好発する。
●夏季に多く発症し，接触により他人に伝染する。
●初発の発疹は湿潤性紅斑・丘疹または水疱で，膿疱に変わる。膿疱の壁は薄く破れやすく，糜爛し，黄色い水の滲出液が周辺の皮膚に衛星病巣をつくって拡大していく。膿疱が破れな

ければ，膿液は下部に溜まって嚢半月が認められる。また滲出液が乾くと黄色い痂皮となる。瘙痒があり，発疹が広範囲に及ぶと発熱・畏寒の全身症状もでる。

● 発症時より膿疱が急速に厚い痂皮で覆われた紅斑となり，糜爛などがみられることもあり，貨幣状病変を呈するようになる。

● 手足に発症する場合は厚い水疱・膿疱がみられる。

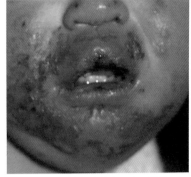
口周囲の黄色膿痂疹・赤い浮腫

2）外用
(1) 外用剤の選択
● 薬液湿布法
　清熱解毒の生薬と処方が多く選ばれる。1日2〜3回。5日を1クールとする。
　馬歯莧10g，黄柏10g，黄連10g，苦参10gを500mlの水で煎じたもので，患部に湿布する。
　黄連湯（『太平聖恵方』），外用消毒薬（『御薬院方』），甘草芍薬湯（『普済方』），復方馬歯莧洗方（『趙炳南臨床経験集』），解毒洗薬（『実用中医外科学』），止痒洗剤Ⅲ号（『中医外科外治法』），清熱止痒散（雲南中医医院経験方），三黄洗剤（『中医外科学』）なども使える。
● 薬浴法
　薬液湿布法の処方および生薬を水で煎じたもので，患部に局部浴（洗顔など）を行う。その後，軟膏を塗布する。
● 油剤・軟膏塗布法
　紫草油（『瘡瘍大全』），復方紫草油（経験方），紅連軟膏（経験方），紫連膏（経験方），黄連膏（『経験良方匯抄』），四黄膏（『中医外科学』）などを患部に塗布する。1日2回。

(2) その他の療法
● 瀉血療法
　熱盛の場合は耳尖の瀉血を行うことができる。

3）注意事項
● 患部の皮膚を清潔する。
● 皮膚を刺激しないようにする。
● 辛いものや刺激の強い食べものを避ける。

3 丹毒（中医病名：丹毒・赤丹）

溶連菌によるリンパ管や皮膚組織の炎症である。

1）症状の特徴
● 下腿部または顔面に好発する。
● 発症する前に畏寒・発熱・頭痛・吐き気などの症状がみられることがある。次第に皮膚に境界鮮明な浮腫性紅斑や腫れが現れ，辺縁部がやや隆起する。表面が緊張して光っている。た

まに水疱もみられる。

●患部の皮膚温度が高く，痛みを伴う。触ってみると硬さが
感じられ，圧迫痛もある。緩和とともに色は黄褐色になり，
落屑がみられる。

●下肢に足白癬によって発生することがある。

●繰り返し発症することもあり，慢性丹毒と呼ばれる。

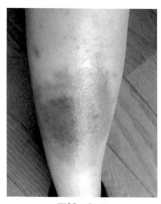

下腿の紅斑

2）外用
(1) 外用剤の選択
●薬液湿布法
　清熱解毒の生薬と処方が多く選ばれる。1日2〜3回。5
日を1クールとする。

　馬歯莧15g，大青葉15g，黄柏15gを，1,000mlの水で煎じたもので，患部に湿布する。

　紫根10g，苦参10g，板藍根15g，馬歯莧15g，大青葉15g，蒲公英10gを水で煎じたもので，患部に湿布する。

　外用消毒薬（『御薬院方』），甘草芍薬湯（『普済方』），復方馬歯莧洗方（『趙炳南臨床経験集』），紫草洗方（『趙炳南臨床経験集』），解毒洗薬（『実用中医外科学』），洗毒湯（『外科精義』），三黄洗剤（『中医外科学』）なども使える。

●中薬懸濁液塗布法
　清熱解毒の生薬粉を水を用いてシャーベット状にして，病変の局部に塗布する方法である。1日2回，7日を1クールとする。

　黄馬散（『太平聖恵方』），黄柏散（『普済方』），金黄散（『外科精要』），三黄散（『瘍医大全』），三黄二香散（『中医外科外治法』），紫色消腫粉（『趙炳南臨床経験集』），敷薬散（『慈禧光緒医方選義』），如意金黄散（『外科正宗』），青柏散（『中医皮膚病学簡編』）などが使える。

●油剤・軟膏塗布法
　紫草油（『瘡瘍大全』），藍根膏（『聖済総録』），紅連軟膏（経験方），紫連膏（経験方），黄連膏（『経験良方匯抄』），四黄膏（『中医外科学』）などを患部に塗布する。1日2回。

　繰り返し慢性化するものには，生肌膏（『劉涓子鬼遺方』），黄耆膏（経験方・『普済方』巻二九二），黄耆膏（『劉涓子鬼遺方』），消腫止痛膏（『中医外傷科学』），神効当帰膏（『校注婦人良方』）などを塗布する。

　ODT療法を行うこともできる。

(2) その他の療法
●鍼灸療法
　大椎・風池・天柱・足三里・血海・三陰交などに施術する。瀉の手技で施術する。1日1回，5日を1クールとする。
●瀉血療法
　耳尖の瀉血を行うことができる。2日に1回。また，阿是穴に鍼で瀉血し，吸玉療法を行う。
●灸治療法
　慢性化したものには病変部に灸を行う。1日1回，7日を1クールとする。

3）注意事項

- 安静にする。
- 下肢の丹毒の場合は，下肢を高いところに置いて休む。
- 患部の皮膚を清潔する。
- 皮膚を刺激しない。
- 辛いものや刺激の強い食べものを避ける。
- 過労しないようにする。
- 足白癬などの基礎疾患を積極的に治療する。

14 昆虫性皮膚疾患

　原虫・昆虫により皮膚に障害を引き起こす疾患である。原虫・昆虫の種類によって発疹が異なることがあるが，瘙痒・灼熱または痛みを伴う点状紅斑・膨疹・丘疹・結節などが主な症状である。虫に刺された場所に発疹が生じ，よく線状配列の特徴が認められる。場合によって他の部位にも拡散し，類似の発疹が発生する。また，搔破により湿疹様発疹，あるいは感染症にもなり，丘疹・水疱・膿疱・痂皮などの症状が現れる。

1 疥癬（中医病名：虫疥・疥瘡）

　疥癬虫の寄生による疾患である。

1）症状の特徴

- 指間・大腿内側・会陰部・臍周囲・乳房下など，皮膚の柔らかいところに発症する。
- 夜間の瘙痒が激しい。
- 発疹は，赤い小丘疹で，水疱・膿疱・小結節になる。よく観察すると，線状の疥癬トンネルが見つけられる。
- 瘙痒が激しいため，搔破痕，痂皮が多くみられる。
- 長期間の病程を呈す場合は，角質の増殖が目立ち，毛髪の枯れや爪甲の増殖もみられ，ノルウェー疥癬と呼ばれる。
- 顕微鏡で疥虫が見つかる。
- 伝染性が強く，集団感染を引き起こす。

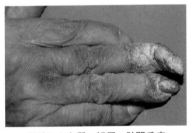

増殖した角質・鱗屑・趾間丘疹

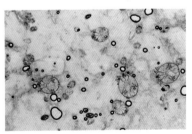

顕微鏡でみた虫体

2）外用治療
(1) 外用治療の手順

　外用治療が主要な治療法で，次のような手順で行う。

- まず念入りに入浴して清潔にする。浴槽には殺虫止痒・清熱解毒の生薬と処方を，2,000ml の水で 30 分程度

煎じた薬液を入れる。

- 入浴後に，5〜15％硫黄軟膏（小児は5％，成人は10％，硬い結節がある場合は15％）および他の中薬軟膏を，頸部以下の体に塗布する。1日2回。
- 毎日シーツと布団カバーを洗濯し，日光に晒す。
- 上記の治療は1週間を1クールとする。
- 1週間後，再度検査し，疥虫の有無を確認する。もし，また検出される場合には同じ方法で再度治療する。

（2）外用剤の選択

- **薬液湿布法**

　清熱解毒・殺虫止痒の生薬と処方が多く選ばれる。1日2〜3回。5日を1クールとする。
　百部・苦参・蛇床子・檳榔・山椒・白鮮皮各20gを，500mlの水で煎じたもので患部に湿布する。
　アロエ洗剤（『中医皮膚病学簡編』），陰痒外洗煎（『張賛成臨床経験選集』），苦参湯（『瘍科心得集』），椒艾湯（『楊氏家蔵方』），蛇床子湯（『医宗金鑑』），解毒洗薬（『実用中医外科学』），止痒洗剤I号（『中医外科外治法』）なども使える。

- **薬浴法**

　薬液湿布法の処方および生薬を水で煎じたもので，薬浴を行う。その後，軟膏を塗布する。

- **油剤・軟膏塗布法**

　硫黄膏（『中医外科臨床手冊』），一搽膏（『普済方』），疥霊丹（『仙拈集』），五竜膏（『十便良方』）などを患部に塗布する。1日2回。

3）注意事項

- 毎日，衣服・シーツ・布団カバーをすべて洗濯する。
- 家族全員の服なども同じ方法で洗濯する。
- 治癒するまで外泊を避ける。

索　引

症状・疾患名

処方

中医病名・手技用語

生薬

【編著者略歴】

楊 達（よう・たつ）

医学博士，中国雲南省昆明市出身，1982年雲南中医薬大学医学部卒業，雲南中医薬大学「黄帝内経」研究室助手，雲南中医薬大学中医外科・皮膚科教室講師，日本埼玉医科大学皮膚科教室留学，雲南中医薬大学客員教授。日本中医薬研究会講師，日本ペット中医学研究会学術顧問。

著書：『誰も書かなかったアトピー性皮膚炎の正体と根治法』『あなただけの美肌専科』（ともに文芸社），『ペット基礎中医学』（株式会社誠文堂新光社），『[簡明]皮膚疾患の中医治療』（楊暁波共編著，東洋学術出版社）ほか。

楊 暁波（よう・きょうは）

中国雲南省昆明市出身，1984年雲南中医薬大学医学部卒業。同年雲南中医薬研究院医師・講師。日本・埼玉医科大学留学，客員研究員。日本中医薬研究会専任講師。

著書：『あなただけの美肌専科』『誰も書かなかったアトピー性皮膚炎の正体と根治法』（楊達共著，文芸社），『中医基礎理論』『中医診断学』（ともに新樹社書林株式会社印刷），『[簡明]皮膚疾患の中医治療』（楊達共編著，東洋学術出版社）

［簡明］中医外用治療

2022年12月25日　　　第 1 版　第 1 刷発行

著　者　　楊 達・楊 暁波
発行者　　井ノ上　匠
発行所　　東洋学術出版社

〒272-0021　千葉県市川市八幡2-16-15-405
販売部　電話 047 (321) 4428　FAX 047 (321) 4429
e-mail　hanbai@chuui.co.jp
編集部　電話 047 (335) 6780　FAX 047 (300) 0565
e-mail　henshu@chuui.co.jp
ホームページ　http://www.chuui.co.jp

装幀───山口　方舟
印刷・製本───丸井工文社

◎定価はカバーに表示してあります　◎落丁，乱丁本はお取り替えいたします

©2022 Printed in Japan　　　ISBN 978 - 4 - 910643 - 77 - 9　C3047

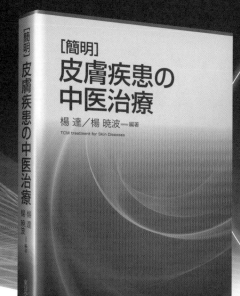

皮膚疾患に対する
中医学の考え方・活かし方
病態と治療の
ポイントを
図表で明解に

[簡明]
皮膚疾患の中医治療

楊 達／楊 暁波＝編著

TCM treatment for Skin Diseases

B5判／並製／384頁／オールカラー／定価 **6,600**円（本体6,000円＋税）

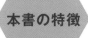
本書の特徴

◆ポイントを押さえた中医学による皮膚疾患の考え方と治療を提示。
◆カラー写真・チャート図・表をふんだんに使って理解を助ける。
◆臨床においてよく見られる皮膚疾患を中心に収載。
◆内服・外用とスキンケア・養生を三本柱に中医の総合的なアプローチ。
◆日本で代用可能な漢方薬も提案。

中医学を学ぶための雑誌『中医臨床』(季刊)　ますます面白く、実用的な内容になっています。

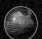
東洋学術出版社

販売部：〒272-0021　千葉県市川市八幡2-16-15-405　電話047-321-4428
フリーダイヤルFAX 0120-727-060　E-mail:hanbai@chuui.co.jp
ホームページ http://www.chuui.co.jp

中医学の魅力に触れ，実践する

［季刊］中医臨床

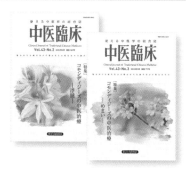

●──中国の中医に学ぶ

現代中医学を形づくった老中医の経験を土台にして，中医学はいまも進化をつづけています。本場中国の経験豊富な中医師の臨床や研究から，最新の中国中医事情に至るまで，編集部独自の視点で情報をピックアップして紹介します。翻訳文献・インタビュー・取材記事・解説記事・ニュース……など，多彩な内容です。

●──古典の世界へ誘う

『内経』以来2千年にわたって連綿と続いてきた古典医学を高度に概括したものが現代中医学です。古典のなかには，再編成する過程でこぼれ落ちた智慧がたくさん残されています。しかし古典の世界は果てしなく広く，つかみどころがありません。そこで本誌では古典の世界へ誘う記事を随時企画しています。

●──湯液とエキス製剤を両輪に

中医弁証の力を余すところなく発揮するには，湯液治療を身につけることが欠かせません。病因病機を審らかにして治法を導き，ポイントを押さえて処方を自由に構成します。一方エキス剤であっても限定付ながら，弁証能力を向上させることで臨機応変な運用が可能になります。各種入門講座や臨床報告の記事などから弁証論治を実践するコツを学べます。

●──薬と針灸の基礎理論は共通

中医学は薬も針も共通の生理観・病理観にもとづいている点が特徴です。針灸の記事だからといって医師や薬剤師の方にとって無関係なのではなく，逆に薬の記事のなかに鍼灸師に役立つ情報が詰まっています。好評の長期連載「弁証論治トレーニング」では，共通の症例を針と薬の双方からコメンテーターが易しく解説しています。

●定　　価 1,760円（本体 1,600円＋税）（送料別）
●年間予約 1,760円（本体 1,600円＋税）4冊（送料共）
●3年予約 1,584円（本体 1,440円＋税）12冊（送料共）

フリーダイヤルFAX
0120-727-060　東洋学術出版社

〒 272-0021　千葉県市川市八幡 2-16-15-405
電話：（047）321-4428
E-mail：hanbai@chuui.co.jp
URL：http://www.chuui.co.jp